작업치료사를 위한 **작업분석과 적용** 개정5판

Activity Analysis Application to Occupation Fifth Edition

작업치료사를 위한 작업분석과 적용

개정5판

Activity Analysis

Application to Occupation

FIFTH EDITION

Gayle I. Hersch, PhD, OTR
Associate Professor
School of Occupational Therapy
Texas Woman's University
Houston, Texas

Nancy K. Lamport, MS, OTR
Associate Professor Emerita
School of Health and Rehabilitation Sciences
Indiana University-Purdue University at Indianapolis
Indianapolis, Indiana

Margaret S. Coffey, MA, COTA, ROH
Activities Coordinator
Providence House
South Bend, Indiana

영 문 출 판 사

■ 옮긴이

이택영

연세대학교 재활학과 졸업
한국체육대학교 사회체육대학원 석사과정 졸업
연세대학교 대학원 재활학과 박사과정 졸업
서울아산병원 재활의학과 작업치료실 근무
한서대학교 작업치료학과 부교수

이성아

연세대학교 재활학과 졸업
연세대학교 보건대학원 석사과정 졸업
가톨릭대학교 의과대학 보건학 박사과정 졸업
연세대학교 재활병원 작업치료실 근무
순천향대학교 작업치료학과 전임강사

도기철

대구대학교 재활심리학과 졸업
연세대학교 재활학과 졸업
경북대학교 보건대학원 석사과정 졸업
경북대학교 재활의학과 작업치료실 근무
가톨릭상지대학 작업치료과 전임강사

Activity Analysis: Application to Occupation
by Gayle I. Hersch, PhD, OTR · Nancy K. Lamport, MS, OTR · Margaret S. Coffey, MA, COTA, ROH

작업치료사를 위한
작업분석과 적용 개정5판

2010년 8월 20일 초판인쇄
2010년 8월 27일 초판발행

지은이 : Gayle I. Hersch, PhD, OTR ·
Nancy K. Lamport, MS, OTR ·
Margaret S. Coffey, MA, COTA, ROH
옮긴이 : 이택영 외
발행인 : 박 병 조
발행처 : 도서출판 영문출판사
등행록 : 1987년 12월 21일 제2-419호
주 소 : 서울시 강남구 삼성동 69-1
전 화 : (02) 514-5590, 776-5590
팩 스 : (02) 756-8943
E-mail : yeongmunsa@empal.com
정 가 : 20,000원
ISBN 978-89-7224-238-3 93510

※ 파본은 교환해 드립니다.

차 례

감사의 글

우리 저자들은 다시 작업치료 중재를 적용하기 위하여 활동분석에 대한 장기간의 연구에 착수하면서 볼 때, 우리를 도와 준 대학 동료, 학생, 그리고 가족들에게 다시 한번 감사의 뜻을 전하고 싶다. 이 영역에서 우리 저자들은 20년 동안 교류가 지속되고 있다. 특히 우리는 SLACK사 직원에게도 매우 감사의 마음을 보낸다. 그들은 이 책을 4번이나 편집을 하면서 우리에게 자문을 주고, 지도하여 왔으며, 아직도 다른 책들을 완성하기 위해서 우리를 격려하고 있다. 우리는 참고문헌의 자료를 보완할 수 있도록 문헌을 찾아준 Franzina Countinho (MAOT, Texas 여자 대학 작업치료학과 교실의 박사과정 학생, Houston Center)에게도 매우 깊은 감사의 뜻을 전한다.

우리는 전문적이고, 지성적이며, 인간적으로 성장할 수 있도록 우리를 격려해준 전문가들의 도움에 진심으로 고마움을 전한다. 함께 집필하면서, 우리는 모든 집필과정을 통해서 여전히 함께 할 수 있도록 우리 각자의 인내와 이해가 매우 특별했음을 느꼈으며, 아직도 친구와 동료로서 함께 할 수 있음에도 감사하는 바이다. 이러한 마음가짐으로 Activity Analysis: Application to Occupation 5판을 여러분에게 바친다.

Gayle I. Hersch, PhD, OTR
Nancy K. Lamport, MS, OTR
Margaret S. Coffey, MA, COTA, ROH

저자에 관하여

Gayle I. Hersch, PhD, OTR은 텍사스 여자 대학교의 작업치료학교의 부교수이다. 그녀는 석사와 박사 과정의 학생들을 교육하고 연구하는 일을 하고 있다. 그녀의 전문 영역은 노인학으로서 Alzheimer 병, 뇌졸중, 돌봄(caregiving), 가정 안전 등의 분야에서 매진하고 있다. 텍사스 여자 대학교에서 교수로 근무하기 이전에, 인디아폴리스에서 인디아나 대학교-Purdue 대학교(IUPUI)*, 보건재활과학대학에서 작업치료학과 교수로 재임했었다.

Nancy K. Lamport, MS, OTR은 인디아나폴리스, IN에서 IUPUI 대학교에서 보건재활과학 대학의 작업치료학과의 부교수로 명예교수이다. 그녀는 은퇴하기 전에 작업치료기초(활동 분석), 일상생활, 여가활동 그리고 관련된 매체 등의 과목을 담당하였다. 최근 그녀는 여행, 지역사회 자원봉사, 그리고 중세의 영국 타일에 홍미를 가지고 있다.

Margaret S. Coffey, MA, COTA, ROH는 South Bend에서 기억이 손상된 성인을 위한 보조생활 기관인 Providence House의 Activity Coordinator로 근무하고 있다. 그녀는 Spin-Off 잡지에 글을 기고하고 있으며, 건강한 대중들에게 방적과 뜨개질 활동에 대한 작업치료 개념을 교육하고 있다. 그녀는 인디아폴리스, 보건재활과학대학의 작업치료학과에서 전임강사로 근무하고 있다.

* 기존에 작업치료교육 프로그램으로서 알고 있었던 것은 인디아주의 인디아나폴리스에 있는 인디아나 의과대학교의 연합보건과학대학이다.

서 문

이 책은 활동분석 핸드북으로 출판된 다섯 번째 판이다. 다섯 번째 출판된 이 책은 "작업분석: 작업적용"이라는 제목으로 중재를 위한 접근으로 작업에 대한 전문가의 초점을 반영하였다. 책의 제목과 분할된 장에 자료를 추가하는 동안, 학문의 필수적인 영역과 전문적인 지식을 기초로하여 지속적으로 발전된 내용을 반영하였다. 우리가 1983년에 이 작업을 시작했을 때, 학교 교육에서 초기에 허점이 가득한 상태에서 교육적 도구로 초안을 잡았다. 유형(form)들은 학생 학습에 중요하다고 간주되며 작업치료에서 목적적 활동의 사용에 대한 틈을 연결하는 다리로서 개발되었다.

이들 유형이 진화함으로서 유형의 목적은 무엇이 활동 수행에 참여되었는지 그리고 어떻게 활동을 사용하는 것이 클라이언트의 작업 수행을 다르게 만드는지에 대한 학생들의 이해를 도와주고 있다. 작업치료사의 이론의 틀, 이론적 배경, 중재의 방법에도 불구하고 활동에 대한 지식과 작업의 적용을 통해 신뢰와 윤리적 치료가 요구된다. 새로운 5판에서는 저자들이 작업수행에서 목적적 활동에 대한 문서화와 사용에 요구되는 그들의 임상적 추론기술에 대한 개발을 통해 계속적으로 학생들을 지도하고 있다. 이 책 전의 4판에서는 uniform terminology를 바탕으로 하였지만, 5판에서는 작업치료실행체계:영역과 과정(Occupational Therapy practice Framework: Domain and Process)(American Occupational Therapy Association(American Occupational Therapy Association〔AOTA〕, 2002)을 기초로 하였다.

이전 판에서처럼 이 책에서도 모듈로 나누었고, 각 단원은 특정한 영역에서 더 깊게 학습할 수 있는 구체화를 촉진할 수 있게 나누었다. 새로운 정보에 대한 통합과 확대 및 이전에 사용되었던 도구, 그리고 마지막 개정판 이후 부각되어지던 연관된 의견이 첨부되어 있다. 참고문헌들도 갱신되었다. 5가지 유형의 모든 구조들은 같지만, 많은 수의 특정한 용어도 새로 추가되었다. 이전의 클라이언트-활동 관련성(유형 5)은 클라인언트-활동 중재 계획으로 표재가 바뀌었다. 이들 유형 모두 SLACK사의 웹 사이트(9장을 보라)에서 사용할 수 있다. 교육자의 교재로 전체 혹은 부분적으로 완성된 유형의 자료가 추가되었다.

학생들은 작업치료실행체계:영역과 과정(Occupational Therapy practice Framework: Domain and Process)(American Occupational Therapy Association(American Occupational Therapy Association〔AOTA〕, 2002)이 이미 학습되어있어야 한다. 이 문서화는 AOTA로부터 구입함으로서 이용가능하다. 또한 미국작업치료저널(American Journal of Occupational Therapy (AOTA, 2002))에서도 프린트가 가능하다. 학생들을 위해 유용한 또 다른 참고서는 작업치료실행지침(Guide to Occupational Therapy Practice)(Moyers, 1999)으로 치료와 문서화 영역에 맞추어 추가적인 방법을 소개하고 있다. Uniform Terminology for Occupational therapy Ⅰ(비록 협회에서는 폐지했어도) 부록 A에 첨부하였다. 치료적 중재를 위한 활동분석 유형 4에서 사용하는 용어 및 몇몇의 정의에 대한 원리와 역사적 가치는 계속 유지시켰다.

이 책에서 치료자(practitioner)라는 용어는 작업치료사(OTR)와 보조작업치료사(COTA) 모두를 동시에 지칭하는 치료사(therapist) 라는 말로 교체되어 사용되었다. 같은 방법으로 중재라는 용어는 treatment 혹은 therapy의 치료라는 용어로 사용되었다. 이들 선택적인 용어들이 우리 책에서 많이 쓰여지는 동안, 우리는 작업치료의 근간을 지켜야 할 필요가 있다. 우리는 작업치료사와 작업치료보조사를 알고 있다. 작업치료는 우리의 전문영역이다. 또한 우리는 전문적인 의사소통의 한 부분으로서 이들 용어 모두에게 가치를 두어야 한다.

참고문헌

American occupational Therapy Association. Occupational therapy practice framework: Domain and process. *American Journal of Occupational therapy*, 56, 609-639.

Moyers, P.A.(1999). The guide to Occupational therapy practice. *American Journal of occupational Tehrapy*, 53, 247-289.

역자 서문

인간은 작업(활동)을 통해서 살아가며, 그 삶의 가치를 부여하고 삶의 만족을 느낀다. 이렇듯 인간에게 있어서 작업은 단순한 행동에 그치지 않고 우리가 살아가는 의미를 갖게 하는 것이다.

작업을 치료의 매개체로 클라이언트에게 적용하는 작업치료사의 작업분석 능력은 매우 중요한 업무이다. 클라이언트 개인에 적합한 작업을 선정하고 난이도를 조정하는 것이 결코 쉬운 일이 아니기 때문에 작업치료사의 작업분석 능력이 중요한 이유이다. 그러한 면에서 본 도서는 작업치료사들이 실행하는 작업의 선택과 결정에 도움을 줄 수 있을 것으로 조심스럽게 전망할 수 있다.

2005년에 개정 4판이 나오고 개정 5판을 출판하게 되었다. 5판은 4판과는 달리 미국작업치료협회(AOTA)에서 발표한 작업치료의 실행체계: 영역과 과정(OT Practice Framework ; domain and process)에 의해서 작업치료 용어가 바뀌어 5판에서는 많은 부분이 변경되었음을 밝히는 바이다. 우리나라에서 사용하고 있는 적절한 단어가 없어 사전적 단어 바꾸기 보다는 원 저자들의 의도에 충실하도록 의미에 중점을 두고 번역하였다. 본 도서의 번역에 대한 독자들의 따뜻한 충고와 조언을 열린 마음으로 수용하고 개역하려고 하니 독자들의 뜨거운 관심을 기대한다.

끝으로 긴긴 세월동안 인내심으로 기다려 주신 영문출판사 박병조 사장님과 출판부 선생님들과 교정에 도움을 준 하미영 선생님, 적절한 단어를 선택하게 해주신 강대혁 교수님에게 고마움을 전한다.

2010년 7월

이택영, 이성아, 도기철 드림

제 I 부
(Module I)

활동: 작업의 기초
Activity: The Foundation of Occupation

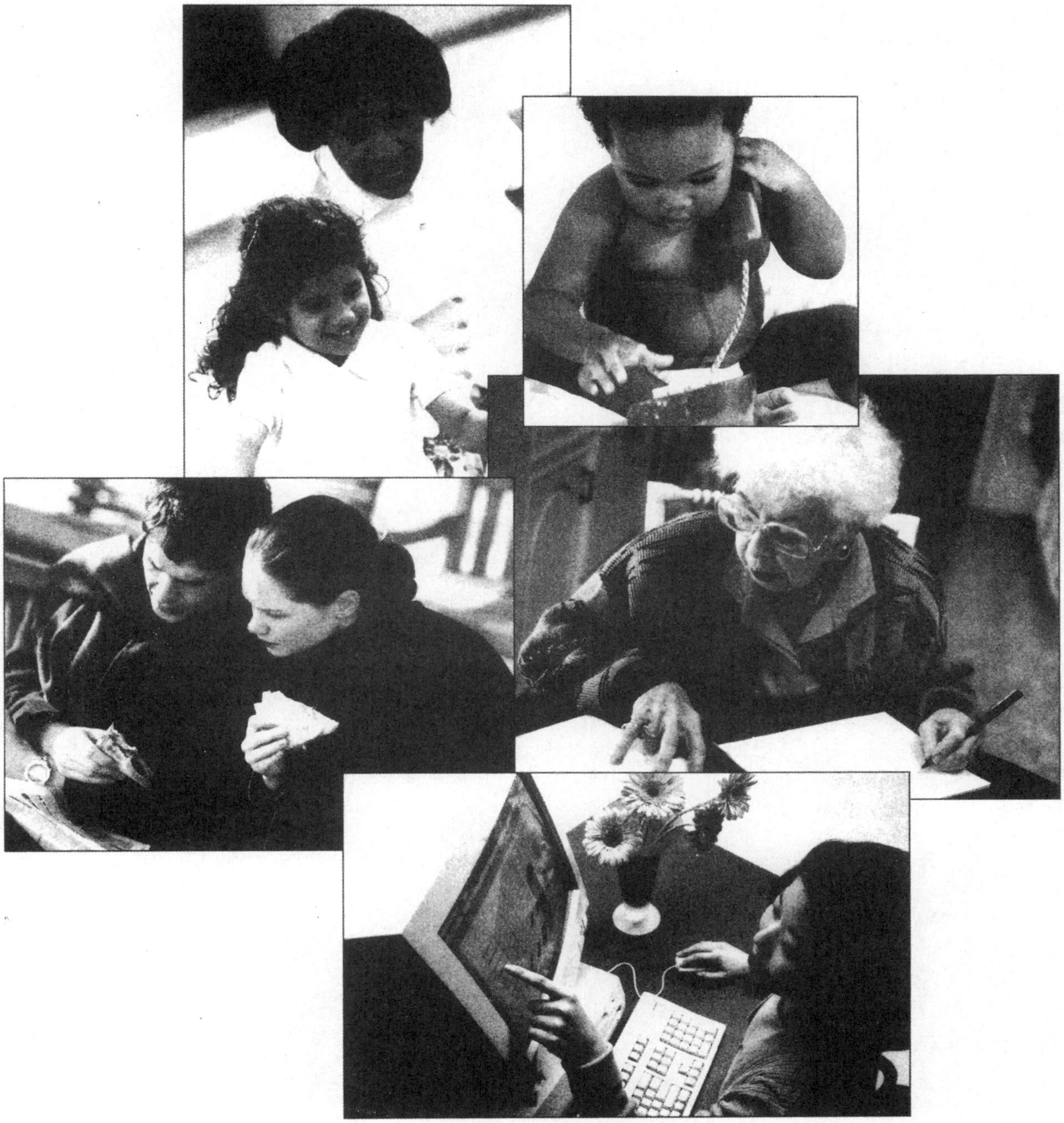

"작업은 매일 수행하는 일상적이고 익숙한 것이다"
Position Paper: Occupation(AOTA, 1995, p. 1015)

단원 1

인간 경험에서 작업의 영향
The Impact of Occupation on Our Human Experience

작업의 정신(the human spirit of occupation)은
오랜 시간 동안 진화 · 발전하고 전개되어 왔으며,
매일의 학습을 통하여 현실화되었다. 또한 작업은
건강과 삶의 질, 개인과 사회의 생존을 위해
공헌하도록 발전시킬 필요가 있다.
E. Yerxa, 1998

역사적으로, 작업치료는 질병이나 손상을 가지고 있음에도 불구하고 인간들은 무엇인가를 해야만 하는 것에 초점을 두고 시작되었다. 이 단원에서는 Eleanor Clarke Slagle 강사들과 이 분야의 뛰어난 저자들 중 선택된 연구자들의 저서를 검토하여 의미있는 작업에 대한 인간의 요구를 재고찰할 것이다. 작업에서 목적적인 활동의 영향은 중재의 기초이자 작업수행을 위해 창의적으로 만들어나가는 방법으로도 조사되어질 것이다.

목적 OBJECTIVES

이 단원을 학습하면, 학생들은 다음을 알 수 있을 것이다.

- 작업(occupation)과 삶의 질(quality of life) 사이의 중요한 관계를 이해할 수 있다.
- 중재(intervention)를 위한 기초로서 의미있는 일상생활 활동(activities) 사용의 중요성을 인식할 수 있다.
- 작업치료의 철학적 근원으로 작업의 진면목을 개발할 수 있을 것이다.
- 작업수행에 영향을 주는 클라이언트의 역할(life role)에 대한 다양한 방법을 고려할 수 있다.

인간으로서 우리는 무엇인가를 해야(do) 하는 원초적인 욕구를 가지고 있다. 우리는 만들고, 파괴하고, 창조하고, 다시 복구한다. 도구를 사용하고, 만약 적절한 도구가 없다면, 도구를 만들어 사용한다. 우리는 공간을 이용하며, 모든 형태의 매체를 조작하고 사용한다. 환경을 정복하고 우리의 요구대로 변화시키기도 한다. 우리는 호기심을 가지고 태어나며, 모든 인지와 감각적 메카니즘을 통하여 찾고, 시도하고, 학습한다. 우리는 발명하고 또 다시 재발명한다. 우리는 우리의 자손, 부모, 가족 구성원들, 심지어 우리 스스로를 돌본다. 우리는 우리를 알지 못하는 사람들의 지지를 제공 받을 수 있고, 우리에게 도움을 요청하는 사람들에게도 도움의 손길을 줄 수 있다. 우리는 생각하고 사랑하고 웃고 살아간다. 또한 토라지거나 화내거나 싸우기도 한다. 재산, 습관, 전통 그리고 의미있고 상징적인 제사의식을 가지고 있을 뿐만 아니라 우리의 환경에 의미있는 애착을 제공하는 법률과 그 이상의 것을 가지고 있을 수 있다(Fidler & Velde,1999).

우리는 성공하고 싶어한다. 때때로 불가능한 상황에서 불가능을 극복하는 사람들을 보게 되는데, 이것은 우리 모두가 무엇인가를 하고자 하는 원초적인 욕구를 가지고 있기 때문이다. 전 생애 모든 나이에서, 우리는 무엇인가를 시도하고, 실수하고, 문제를 해결하고, 다시 시도한다. 때때로, 절망과 슬픔에 빠져있을 때도 있고, 의식적으로 절망과 슬픔에서 벗어나기 위해 결심하고 시도하려고 하며, 다시 회복하기 위해 신체적, 정신적 회복을 위해 에너지원을 재충전하기도 한다. 한 잔의 커피와 친구나 사랑하는 사람과의 대화, 공원 산책, 휴가 등은 스스로를 재정비하는 것을 돕는다. 때로는 재도전을 포기하기도 한다. 그렇다면 우리가 무엇을 하게 하는 역동성(dynamics)은 무엇인가? 우리는 생활(living)하고 소비(consuming)한다. 생활은 우리의 작업(occupation)이며, 우리는 생활의 경험으로 소비하고 있다. 우리는 환경과 스스로에 대해 영혼, 긍정, 희망, 신념으로 반응하거나, 불확실성, 열의부족 그리고 절망과 같은 것들로 인해서 낙심하게 될 수 있다.

"작업(occupation)은 매일 수행하는 일상적이고 익숙한 것이다"〔American occupational Therapy Association (AOTA), 1995, p. 1015〕. 작업의 정의에 대한 생각으로, 우리는 능력(ability)과 불능(disability)의 수준으로만 제한하지는 않는다는 사실이다. 따라서 전문가들이 작업을 의료적 모델 하나만으로 단정지어 정의할 때, 작업은 비현실적이고 가치없는 중재 방법으로 제공될 수 있다. 현재 임상치료의 기초로 전인적 작업을 강조한다면, 클라이언트가 장애가 있거나 없거나 관련시설, 가정, 지역사회의 환경 안에서 어디서든 누구든 서비스를 받을 수 있다.

중재의 현실성 REALITY IN INTERVENTION

작업치료 서비스를 받기 위해서 클라이언트는 각각 특유의 신체적, 심리사회적 상태를 가지고, 현재와 미래의 건강에 대한 두려움과 의미있는 다른 것들의 영향을 받는다. 이들 모든 요인은 생활 경험 속에 깊이 내제되어 있으며, 서로 연결되어 있다. 수행 기술(performance skill)은 주의를 해야 하지만 작업이라는 퍼즐 조각의 하나일 뿐이다. 예를 들면, 인지장애는 단지 어린이의 학교생활과 관련된 활동뿐만 아니라, 어린이의 삶 모든 면에 영향을 줄 수 있다. 따라서, 작업치료사는 클라이언트들의 작업수행 전반을 향상시키도록 중재 계획을 개발시킬 필요가 있다.

몇몇 클라이언트의 현실은 지역사회에서 친구들과 가정, 직장, 그리고 교육 환경에서 찾을 수 있다. 중재 장소로 실제 생활환경(real-life-setting)을 선택하듯이, 치료사는 클라이언트의 작업 수행 향상을 위해 자연스러운 자원(환경)을 이용해야 할 것이다. 현실 속에서 요소를 선별하고 선택함으로써 중재는 클라이언트의 활동 요구 목표에 초점을 둔다.

Clark(1993)은 중재 전략으로 실제-생활(true-life) 경험에 대한 사용의 치료적 가치를 기술하였다. 다른 연구에서도 인위적이고 관련이 적은 활동이 실제 생활환경에서 도움이 되지 못하는 것으로 나타났다(Thomas, 1996). Fisher(1998)는 현재 임상에서 보편적으로 사용하는 운동(exercise), 인위적인 작업(contrived occupation), 치료적 작업(therapeutic occupation), 적응 혹은 보상적 작업(adaptive or compensation occupation) 등 4가지 중재 방법을 요약하였다. 그녀는 앞의 두 가지 치료 방법이 환자에게 의미가 없거나 선택없이 치료사-강요로서 수행된다고 특징을 설명하였으며, 세 번째 방법으로 치료적 작업은 클라이언트에게 의미있고 능동적인 참여의 문제로 통합이 된다고 하였다. 적응 혹은 보상적 작업인 네 번째 방법은 손상에 대한 치료를 직접적으로 수행하지 않고 적응 혹은 교정적(remedial) 치료를 통해서 작업 수행 향상에 초점을 맞춘 방법이라고 하였다.

실제 생활 경험(real-life)을 통한 중재방법은 클라이언트에게 내제되어 있는 잠재적 능력을 활성화시키지만 실험적 상황(mock-up situation)에서는 클라이언트의 능력을 쉽게 나타낼 수는 없다. 예를 들면, 클라이언트의 집 부엌에서의 일상적 경험은 클라이언트에게 현재의 장점과 환경을 이용할 수 있는 능력이 부가되고, 클라이언트의 현재 장점과 환경을 이용할 수 있고, 가장 자연스러운 환경에서 도움을 주는 시스템도 활용할 수 있다. 친밀한 장비와 유사한 모든 배경 즉, 무거운 숟가락, 조리대 높이, 싱크대의 깊이, 바닥 재질, 가족과 애완동물의 출입, 새로운 경험에 대한 두려움, 그리고 성공에 대한 기쁨은 가장 자연스러운 일상생활 환경에서 이끌어지는 치료적 경험으로 만들어질 수 있다. 직업 훈련에서, 실제 버스를 타보거나 실제로 아이를 돌보도록 교육하는 것은 현실적인 중재 환경일 것이다. 이렇듯 현실과 맞지 않다면, 즉 치료실 부엌, 실습용 버스, 모형인형의 기저귀를 갈아주는 행동 등을 적절히 수행했다하더라도 실제적인 작업 수행을 할 수 없을 수도 있다.

작업치료 문헌으로부터 작업에 대한 통찰
INSIGHT FROM THE PROFESSIONAL LITERATURE

작업으로 우리 삶의 모든 측면을 간주하는 것은 작업치료 전문분야의 기초로서 작업의 가치와 의미에 대한 연구자들의 철학적 고찰과 저술을 통해 알 수 있다. Bing(1997)은 작업치료 철학발달의 기원으로 Eleanor Clarke Slagle이라는 인물 일화로 설명을 시작한다. 이 이야기의 배경은 1936년 12월 초의 Mrs. Slagle의 부엌이다. 그녀는 자신의 집에 방문한 세 명의 작업치료사와 함께 그녀 자신의 생에 대해서 이야기를 나누고 있었다. Bing에 따르면, Mrs. Slagle은 이 새로운 전문분야에 대하여 이야기하며 *작업치료(occupational Therapy)* 라는 용어를 사용했다고 한다. 그녀는 작업치료라는 이 새로운 영역이 다른 사람들을 이해시키기에는 머리글자 "OT"란 용어가 충분하지 못한 정보라고 생각하였다. Bing은 Mrs. Slagle이 1911년 시카고로 이사를 가서 Hull House에서 처음 일을 시작했다고 기술했다. 1912년 그녀는 볼티모어에 있는 Johons Hopkins 대학 Henry Phipps Clinic에서 Dr. Adolph Meyer를 만났다. Dr. Meyer는 이 클리닉의 작업치료센터에서 정신질환자를 치료하기 위한 새로운 개념을 연구하고 있었다(Bing, 1997, P.224). Dr. Meyer는 Hull house 센터장인 Miss Lathrop로부터 Mrs. Slagle이 이 새로운 클리닉에서 새로운 치료 개념의 개발을 도울 수 있도록 2년 동안 볼티모어로 오도록 요청하였으며 허락을 받았다. Mrs. Slagle은 정신질환자를 치료하기 위한 Dr. Meyer의 연구원이 된다는 것에 흥분하였다. 정신질환자에 대해서 연구하는 이곳은 지지, 격려, 지도 및 변치 않을 도움을 제공하는 것이 필요할 때, 사람들은 치료적으로 의미있고, 중요한 작업(occupation)을 성공함으로써 얻을 수 있다고 가정하고 있었다. (P.224)

이 이야기의 후기에, Mrs Slagle은 작업치료에 대한 신념을 간단하게 다음과 같이 쓰고 있다. 작업치료사는 "일상적인 보편적 도구를 사용하여, 고통받는 사람들에게 건강을 유지하고 건강한 상태를 유지하기 위한 환경을 만들어 스스로를 변화하게 하여 치료가 되도록 한다. 이 변화는 클라이언트 개개인의 내부에서 일어나는 것으로써, 치료사인 우리가 할 수 있는 일은 이 변화가 일어나도록 격려(encourage)하고 변화를 위해 수정하고, 변화에 대해 적응하도록 하는 것이다"(p.226)

Friedland(1998)는 19세기 초에 미국과 캐나다에서 활동(activity)과 사람에 대한 연구에 중점을 두었다고 하였다. 이러한 접근은 병리학(의학의 모델로서)을 기초로 한 것이 아니였다. "이러한 접근은 인간의 작업에 대한 참여가 병증보다는 흥미(interest)와 능력(ability)이라는 것이다"(1998, p.376). Friedland는 또한 1차, 2차 세계대전 이후 재활 서비스가 요구되었고, 그 다음으로 소아과 분야에 작업치료가 도입되었으며, 개인의 독립이 강조되면서, 전체적인 개념으로 작업(occupation)의 초점은 감소되었다.

1943년 Reilly는 작업 치료와 물리 치료의 차이를 정의했다 "작업치료의 목적은 활동으로 물리치료에서 이끌어 내는 기본적인 운동을 전체적으로 통합하는 것이다"(Van Deusen, 1988, p.146). 오늘날 두 전문 영역의 중요한 치료 목적은 변화하였다. Wood(1998)는 물리치료가 작업치료의 전통적인 목적으로 하던 일(work), 자조(self-care), 여가(leisure), 레크리에이션(recreation)에서의 기능적인 결과와 매우 가깝게 변화되었다고 주장하였다(p404). 그녀는 작업치료가 임상과 연구 영역에서 깊이와 넓이에 대하여 명료하게 주장할 필요가 있다고 하였다. 또한 "작업치료는 인간에 대한 전인적인 치료적 향상을 위한 자기실현(self-actualization)의 한 도구로써, 그 사람이 속한 문화의 일원으로서, 건강(health)과 안녕(wellness)에 대한 현실적인 효과를 제공하는 적응과 경험으로서, 일상적인 작업(everyday occupation)을 치료적 서비스로 제공해야 한다"(p. 408).

Kielhofner의 책 서문에서(Miller, 1988) Miller는 인간작업모델(Model of human occupation)의 개발이 어떻게 Reilly의 지도하에 이뤄졌는지 설명하였다. Clark(1993)과 다른 개발자들은 Southern California 대학에서 작업 과학(occupational science)의 개념을 발전시키고 있었다. Trombly(1993,1995), Nelson(1996,1997), Howard와 Howard(1997), Baum과 Law(1997), Gray(1998)와 Yerxa(1997)뿐만 아니라 많은 연구자들이 작업치료의 기초 개념으로서 작업(occupation)에 대한 사용을 지지하였다. Fisher(1998)는 작업(occupation)을 사람들이 하려고 하는 것(to do), 성취하고자 하는 뜻으

로 행동(action)이라는 명사로 기술하였다. Christiansen (1999)은 정체성(identity), 목표 설정(goal setting) 그리고 동기(motivation)라는 주제어로서 작업(occupation)의 개념을 사용하였다.

요약하면, 전문성을 가진 중재로써 중요하게 사용하고 있는 작업(occupation)에 대하여 치료적 실제의 모든 단계에 대한 총체적인 개념과 대중적인 설명을 제공할 수 있는 역사와 명확한 정체성을 제공하였다. 작업 이외에 치료적 실제를 위한 기초에 관점을 가지는 전문영역이 있다는 것을 인식하는 것도 중요하다(Pelczarski, 2000). 이러한 논쟁은 연구와 전문 분야의 성장을 위해 건전한 회합의 장소를 마련해 준다.

작업의 파라다임은 무엇인가?
WHAT IS THE PARADIGM OF OCCUPATION?

많은 학자들 사이에서 작업이라는 용어의 의미와 작업이라는 용어가 포함된 개념들이 얼마나 많이 혹은 얼마나 적게 사용되고 있는지에 대해서 많은 논의가 있었다(AOTA, 1995, 1997). 이런 용어적 논쟁은 많은 문헌 내에서 *활동(activity), 과제(task), 작업수행(occupational performance), 기능(function), 기능적 결과(functional outcomes), 그리고 중재(intervention)* 등의 사용에 대한 것뿐만이 아니라, 작업적 능력(occupational competence)을 위한 클라이언트의 호전을 명확하게 설명하는 방법으로 이러한 단어를 어떻게 단계적으로 사용할 지에 대해서도 설명하고 있다. 아래의 활동이 클라이언트가 수행하는 일련의 등급화된 활동(graded activity)이라고 할 수 있는지 알아보면, 우리는 여러 활동들(꽃 심기, 물뿌리기, 잡초제거하기, 해충관리, 잔디깍기)을 하나로 통합하여 잔디 관리 작업이라고 가정할 수 있을까? 이런 구성이 다음의 클라이언트에게는 어떻게 다른 것인가? 즉, 한 사람은 퇴행성 엉덩관절(고관절) 문제를 가진 노인으로 침실 앞에 자신이 좋아하는 장미를 열심히 가꾸고 있다. 또 한 사람은 전문적인 정원사로서 생계를 위해서 정원을 가꾸는 동안 딱딱한 땅을 파면서 회선건개(rotator cuff)의 손상을 가지고 있는 사람이다. 그들은 모두 정원가꾸기라는 작업에 그들이 선택한 방식으로 참여한다고 볼 수 있는가?

만약 논리적이고, 명확하게 단계적으로 이 문제를 푼다면, 우리는 각각의 클라이언트가 활동의 각 단계를 개별적으로 정할 수 있다는 것과 우리는 작업으로써 정원관리에 참여하는 형태가 개별적이라는 것에 주의를 기울여야 한다. 작업의 단계 종류, 크기, 숫자 등은 작업치료를 위한 중재의 목적에 따른다. 노인 클라이언트를 위해서는 여가기술을 위한 필요성과 관련해서 의미를 둘 수 있다. 또한 전문 정원사를 위해서, 중재는 일과 생산적인 역할과 관련이 있을 수 있다.

일상생활활동(activity of daly living), 일과 생산적인 활동(work and productive activities), 놀이와 여가(play and leisure)라는 용어는 '표준용어지침 III' (AOTA, 1994)의 수행영역 목록이다. 수년 동안 이 문서는 우리의 전문적 의사소통을 위한 지침을 제공하였으며 임상에서 표준언어로 사용되어졌다. 이전의 문서인 표준용어의 수용영역(performance areas of uniform terminology served)에서는 중재 방법으로 목적있는 활동을 사용할 때 작업의 분류 방법으로 사용되어져 왔다. 현재는 작업치료실행체계(occupational therapy practice framework) (AOTA, 2002)를 선택하면서, 우리의 전문영역은 임상 영역을 강화하면서 정확한 문서화가 가능한 단계 도약의 기회를 갖게 되었다.

역할의 중요성
THE SIGNIFICANCE OF ROLES

의미있는 중재계획 발달의 첫 단계는 클라이언트의 작업 프로파일이다. Trombly(1993)는 작업치료 중재의 필요성을 명확히하는 방법으로 클라이언트 삶의 역할 능력과 의미성(meaningfulness)을 판단하여 수집하기 위해 상위 하달식(top-down) 방식으로 평가를 수행해야한다고 제안하였다. 이것은 기능적 역할을 방해하거나 방해하지 않을 수도 있는 수행 기술의 장애에 초점을 둔 하향식(bottom-up) 접근과는 차이가 있다. Fisher (1998)는 하향식 접근 방식으로써 평가와 합리성(rationale)을 발전시키기 위한 체계와 교정(remedial)이고 보상(compensatory)적인 중재실행인 작업치료중재처리모델(occupational Therapy Intervention Process Model)을 제안하였다.

장애 발병 이전의 클라이언트 삶의 역할을 평가할 때, 다음 질문들을 고려해야만 한다(Peloquin & Chrisianesen, 1997):

- 클라이언트의 삶의 역할은 무엇인가?
- 지원 체계로 구성될 수 있는 의미있는 다른 사람들, 가족 구성원 혹은 친구들은 누구이며 이러한 지원 체계의 상태는 어떠한가?
- 클라이언트의 작업력은 무엇인가?
- 지역사회 참여와 여가활동 참여의 근거는 있는가?
- 클라이언트가 이들 역할에서 성공(successful), 적응(adequate), 한계(marginal)를 가진 적이 있는가?
- 대처 기술(coping mechani는), 생존 전략(strategies for survival), 영적 인생관(spiritual outlook on life)이 있는가?

평가 도구들은 이러한 정보를 모으기 위해 개발되어야 하며, 여러 가지 예를 다음에 설명하려한다. Clark (1993)은 클라이언트의 지난 이야기인 인생사(life history)를 사용하도록 제안하였다. Fidler는 면담 지침으로서 일차적인 작업(primary occupation)을 개발하였다(Fidler, 1999). COPM(Canadian Occupational Performance Measure)은 세 번째 예이다(Law 등, 1994). 클라이언트의 작업역할력(historic occupational role)은 장애를 평가할 때, 치료과정으로써 중요하다. 이 정보는 클라이언트의 작업 요구에 대한 이해를 발전시키는데 도움이 되고 초기 평가의 한 부분으로 통합될 수 있다. 작업력을 통해서 치료의 내용과 방향을 개발하는데 지침을 제공한다. Costner(1988)는 일관된 틀(consist framework)로는 부족함이 있기 때문에 성인 평가처럼 쉽게 개발되지 못하는 소아과적 어린이를 위해 작업-중심의 평가를 주장하였다. Trombly(1993)는 "아동의 특별한 상황과 요구를 보다 더 잘 반영하기 위해" 성인을 위한 기능적 평가를 적용하여야 한다고 주장하였다. 소아 평가에서도 이전에 미흡하게 개발된 영역들이 지난 10년 동안 개발되었다. Asher(1996)는 소아 평가를 놀이평가, 수행요소, 유아와 아동의 발달(근신경적/발달) 평가로 다양하게 분류하였다.

치료사들은 중재와 평가를 통해서 클라이언트와 그들의 보호자에게 장애의 의미가 무엇인지 확인하여야 하며, 인지하고 있는 삶의 역할과 관련하여 인적, 환경적 역량을 개발하여야 한다. 치료사들은 평가된 질병에만 집착하지 말고 클라이언트가 가정이나 지역사회로 되돌아가서 의미있는 역할을 할 수 있도록 자원(기회)을 찾아야 할 것이다. 클라이언트의 상태를 고려할 때, 치료사 개인의 직업적 책임감에 빠져있어 자칫 치료과정의 파트너로서 클라이언트의 자율성을 간과하지 않도록 해야 한다. 성숙한 협력자로서의 발전은 신뢰를 낳고 치료에 대한 순응(compliance)은 성공적인 치료사-클라이언트간의 치료적 상호관계성을 위해 필요하다.

활동 분석과 클라이언트-활동 중재 계획 THE ACTIVITY ANALYSIS AND CLIENT-ACTIVITY INTERVENTION PLAN

초보 치료사는 먼저 인간이라는 용어에서 인간의 활동과 활동을 인식하고 수행하는데 비인간적 구성요소들을 분석하는 것을 배운다. 이것은 활동 분석을 위한 기초이다. 그리고 활동의 가치, 치료 목적으로 사용하는 활동 등은 클라이언트 삶의 배경에 적용되는 중재도구가 된다. 이것이 클라이언트-활동에서 중재 계획이다. 다음 단원에서 학생들은 활동분석 과정에서 각 부분의 사용과 개발을 학습하고, 이것을 작업적 중재에 적용한다. 마지막 단원에서, 학생들은 치료적 전략으로 개발된 클라이언트와 협력적으로 선택된 작업수행을 학습하게 되고, 작업수행을 실행하며 치료적 결과에 대해서 문서화 작업에 대해 학습하게 된다.

토의 질문 DISCUSSION QUESTIONS

1. 이 단원을 읽은 후 어떻게 작업의 개념이 변하였는가?
2. 현실이 작업적 중재에 어떻게 영향을 주는가?
3. 클라이언트 역할이 작업의 구조(construct of occupation)에 어떻게 영향을 주는가?
4. 현재 당신의 역할에서 가장 의미 있는 것은 무엇이며, 당신의 현재 작업 개념과 적합한가?
5. 만약 당신이 만성질환으로 인해 학생 역할에 영향을 받는다면, 이러한 점이 작업에 대해서 당신이 받는 교육적 개념을 어떻게 변화시킬 것인가?

참고문헌 REFERENCES

American Occupational Therapy Association. (1994). Uniform terminology for occupational therapy (3rd ed.). *American Journal of Occupational Therapy*, *47*, 1047-1059.

American Occupational Therapy Association. (1995). Position paper: Occupation. *American Journal of Occupational Therapy*, *49*, 1015-1018.

American Occupational Therapy Association. (1997). Statement—Fundamental concepts of occupational therapy: Occupation, purposeful activity, and function. *American Journal of Occupational Therapy*, *51*, 864-865.

American Occupational Therapy Association. (2002). Occupational therapy practice framework: Domain and process. *American Journal of Occupational Therapy*, *56*, 609-639.

Asher, I. E. (1996). *Occupational therapy assessment tools: An annotated index* (2nd ed.). Bethesda, MD: American Occupational Therapy Association.

Baum, C. M., & Law, M. (1997). Occupational therapy practice: Focusing on occupational performance. *American Journal of Occupational Therapy*, *51*, 277-287..

Bing, R. K. (1997). "And teach agony to sing": An afternoon with Eleanor Clarke Slagle. *American Journal of Occupational Therapy*, *51*, 221-225.

Christiansen, C. (1997). Acknowledging the spiritual dimension in occupational therapy practice. *American Journal of Occupational Therapy*, *51*, 221-225.

Christiansen, C. (1999). Defining lives: Occupation as identity. An essay on competence, coherence, and the creation of meaning. *American Journal of Occupational Therapy*, *53*, 547-558.

Clark, F. (1993). Occupation embedded in real life: Occupational science and occupational therapy. *American Journal of Occupational Therapy*, *47*, 1067-1078.

Costner, W. (1998). Occupational-centered assessment for children. *American Journal of Occupational Therapy*, *52*, 337-344).

Fidler, G. S., & Velde, B. P. (1999). *Activities: Reality and symbol*. Thorofare, NJ: SLACK Incorporated.

Fisher, A. (1998). Uniting practice and theory in an occupational framework. *American Journal of Occupational Therapy*, *52*, 509-522.

Friedland, J. (1998). Occupational therapy and rehabilitation: An awkward alliance. *American Journal of Occupational Therapy*, *52*, 373-380.

Gray, J. (1998). Putting occupation into practice: Occupation as ends, occupation as means. *American Journal of Occupational Therapy*, *52*, 354-364.

Howard, B. S., & Howard, J. R. (1997). Occupation as a spiritual activity. *American Journal of Occupational Therapy*, *51*, 181-185.

Law, M., Baptiste, S., Carswell, A., McColl, M. A., Polatajko, H., & Pollock, N. (1994). *Canadian Occupational Performance Measure* (2nd ed.). Toronto, Ontario: CAOT Publications.

Miller, R., & Keilhofner, G. (1988). In B. R. Miller, K. Stieg, F. M. Ludwig, S. D. Shortridge, & J. Van Deusen (Eds.), *Six perspectives on theory for the practice of occupational therapy*. Rockville, MD: Aspen.

Nelson, D. L. (1996). Therapeutic occupation: A definition. *American Journal of Occupational Therapy*, *50*, 775-782.

Nelson, D. L. (1997). Why the profession of occupational therapy will flourish in the 21st century. *American Journal of Occupational Therapy*, *51*, 775-782.

Neufeldt, G. (Ed.). (1997). *Webster's new world college dictionary* (3rd ed.). USA: Macmillan.

Peloquin S., & Christiansen, C. (1997). Occupation, spirituality, and life meaning (special issue). *American Journal Of Occupational Therapy*, *51*, 167-168.

Pelczarski, M. (2000). Letters to the editor. We cannot hang our hat on occupation alone. *American Journal of Occupational Therapy*, *54*, 112-113.

Thomas, J. (1996). Material-based, imagery-based, and rote exercise occupational forms: Effect on repetitions, heart rate, duration of performance, and self-perceived rest period in well elderly women. *American Journal of Occupational Therapy*, *50*, 783-789.

Trombly, C. (1993). The issue is anticipating the future: Assessment of occupational function. *American Journal of Occupational Therapy*, *47*, 253-257.

Trombly, C. (1995). Occupation: Purposefulness and meaningfulness as therapeutic mechanisms. *American Journal of Occupational Therapy*, *49*, 960-972.

Van Deusen, J. (1988). Mary Reilly. In B. R. J. Miller, K. W. Sieg, F. M. Ludwig, S. D. Shortridge, & J. Van Deusen (Eds.), *Six perspectives on theory for the practice of occupational therapy* (pp. 143-167). Rockville, MD: Aspen.

Wood, W. (1998). Nationally speaking. Is it jump time for occupational therapy? *American Journal of Occupational Therapy*, *52*, 403-409.

Yerxa, E. J. (1997). Health and the human spirit of occupation. *American Journal of Occupational Therapy*, *52*, 412-418.

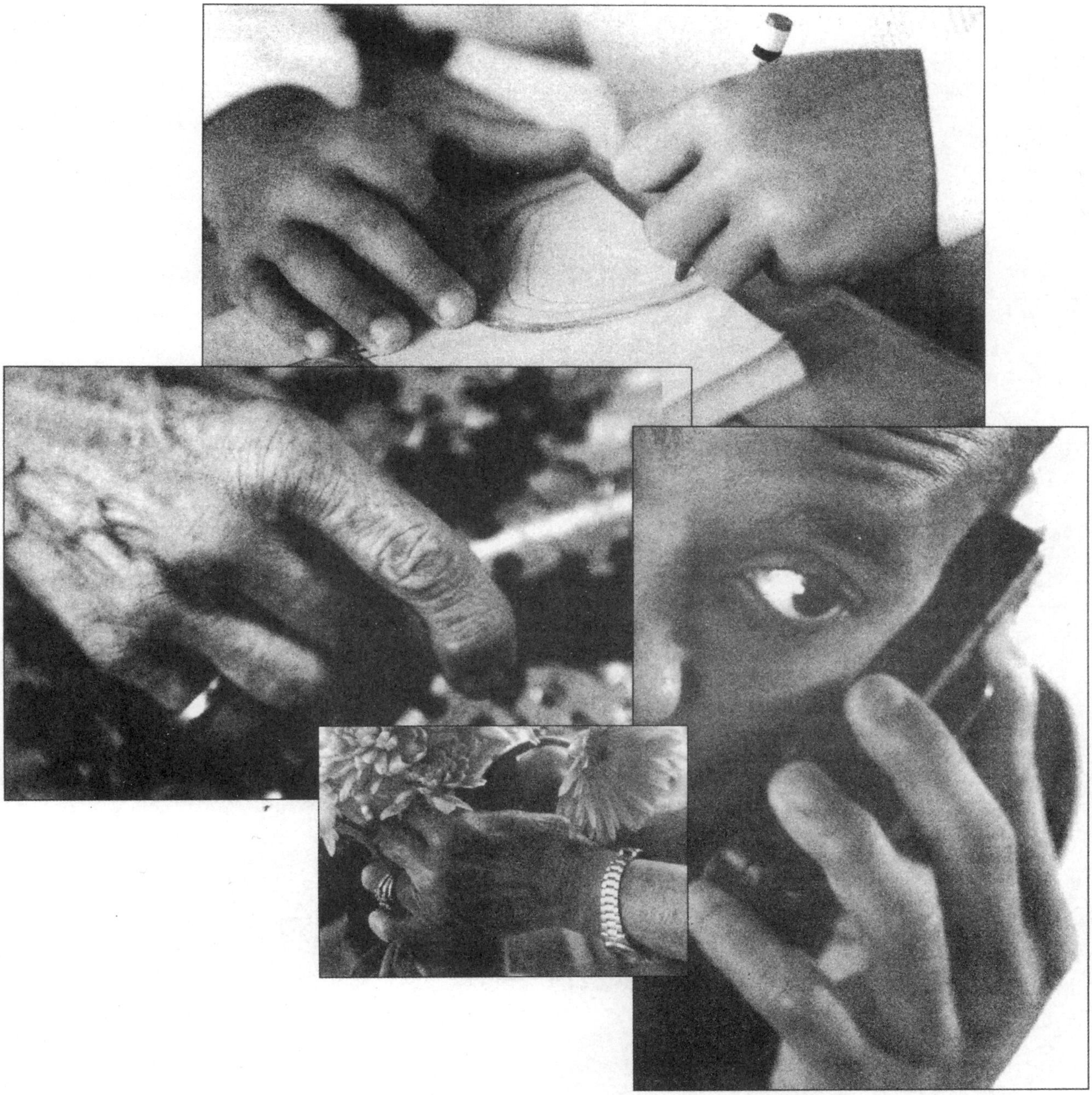

"인간은 손을 사용함으로써 마음과 의지에 활력을 넘치게 하며, 자신의 건강상태에 영향을 준다."

M. Reilly, 1962.

Notes

Notes

Notes

단원 2

활동분석 : 학습과정
Activity Analysis: The Learning Process

목적 OBJECTIVES

이 단원을 학습하면 학생들은 다음의 사항을 알 수 있다.

- 작업치료의 철학에 기초하는 작업과 활동의 축적된 지식의 가치
- 작업과 활동 간의 관련성
- 건강과 작업 간의 관계 묘사
- 작업 치료 수행 개념의 틀이 활동을 분석하는데 기여할 수 있는 방법 인식
- 임상적 추론 과정에서 놀이를 분석하는 역할 활동을 확인
- 이 문서에 존재하는 활동 분석을 하기 위해 학습에 대한 접근성 제공

작업과 활동의 결실
OUR HERITAGE OF OCCUPATION AND ACTIVITY

작업과 활동에 대한 재평가가 작업치료 전문가들 사이에서 일어났다. 1950년부터 1980년까지 다른 전문가들의 생각과 비전통적인 매체에서 나타난 이 도전은 작업치료에서 작업의 사용과 신념을 재인식하게 되었다. 이러한 사고를 하는 사람들은 작업의 가치를 주장하던 1900년대로 회귀하기를 원하였으며, Reilly(1962)의 주장 이후 계속해서 West(1984), Fisher(1998), Baum(2000)에 의해 강조되었다. 작업치료의 창시자 중 한 명인 Adolph Meyer는 신경정신병적 환자에게서 일(work)과 작업(occupation)의 가치를 재인식하였다. 1921년 10월, Adolph Meyer는 작업치료의 발전을 위해 개최된 제5차 전미연합회 회의에서 "클라이언트가 유익하고 만족된 활동을 수행할 때 기본적으로 해결되어야 할 문제는 시간을 적절하게 사용하는 것이다"라고 주장하였다(Meyer, 1992). 따라서 정신사회적, 신체적 치료로 활동의 사용을 위해 클라이언트 개개인의 개인적인 수행을 반영하는 것이라고 하였다. Meyer는 이러한 치료를 "새로운 도식(new scheme)"으로서 설명하였다. 다시 말하면, 치료는 "개인의 손과 근육으로 활동하고 사용함으로써 실제적인 즐거움을 가지며, 성취함으로서 기쁘고, 시간의 의미에 대해서 감사함을 갖는 것이다"라는 것이다(p.3). 지금까지 집필된 글을 통해서 수행(performance), 균형(balance), 실제 행동(actual doing), 잠재능력(capacities), 흥미(interest)와 같은 용어가 글 안에 내제되어 있으며; 이러한 단어들은 작업치료사(OTR)와 보조작업치료사(COTA)에게 모두 친숙하다.

74년이 지난 뒤, 작업의 유사한 의미들이 「Position Paper」에서 작업(occupation)으로 통합되었다(AOTA, 1995a). "작업은 사람들이 매일같이 행하는 평범하고 일상적인 것이다". 이러한 간단한 정의는 다차원적이고 복잡한 작업치료의 특성을 포함한다. Meyer는 그의 저서에서 회고하기를, 작업이라는 용어에 내포되어 있는 주된 개념은 목표 지향적이고, 참여자에게 의미 있고, 시간을 낭비하지 않으며, 다차원적 활동을 포함한다는 것이다(AOTA, 1995a). 이러한 다차원적인 작업의 본질은 수행, 배경, 시간적, 심리학적, 사회적 그리고 정신적 요소들을 포함하는 것이다. 클라이언트를 위한 중재

프로그램에서 작업 이해와 적용은 초임 치료사에게는 도전이 된다.

Mosey(1986)는 다음과 같이 말하고 있다 :

> *목적있는 활동(purposeful activities)에서 작업에 대한 분석(analysis)과 통합(synthesis)이 없다면, 평가나 중재를 위해 작업을 설계할 수 없다. 작업은 작업치료사가 중재를 위해 클라이언트의 요구를 평가하는 도구이자, 클라이언트의 흥미와 능력 사이를 연결시키는 것으로 건강의 요구를 충족시키며, 장애를 예방하고, 기능을 유지하며, 행동에 관여할 뿐만 아니라, 성장과 변화를 야기시키는 것을 허용하는 도구이다.(p 242)*

결과적으로, 작업치료사 또는 보조작업치료사 누구든 필수적인 기술은 분석과 통합의 이중적 테두리의 적용 내에서 숙달되어야 한다(예를 들어, 두 과정 즉, "활동의 구성요소들을 구분하기 위해 작업을 분석하는 과정/평가와 중재에 맞는 활동을 설계하기 위해 활동요소들을 결합하는 과정")

작업, 목적 있는 활동, 기능, 그리고 건강 : 용어와 관계

OCCUPATION, PURPOSEFUL, ACTIVITY, FUNCTION, AND HEALTH: TERMS AND CONNECTIONS

학생이 작업치료 전문지식에 대해 공부를 시작하면서 직면하는 용어, 즉 작업(occupation), 목적있는 활동(purposeful activity), 그리고 기능적인 면(function surface) 등의 무수한 정의와 설명 등이 책에 나오곤 했다(Christiansen & Baum, 1997; Moyers, 1999). 수년 동안, 이러한 용어의 설명들은 그 주요 내용과 길이에서 다양하게 변화를 가지게 되었다. 작업(occupation)과 활동(activity) 같은 용어들은 상호 교환적으로 사용하게 되었다(Fidler & Velde, 1999); 몇몇 이론가들은 작업에 등급(hierarchy)이 존재하며 활동(activities)에 대한 부분집합(subset)을 제안하기도 하였다. 그러나 사려 깊은 학생이라면 시간과 저자에 관계없이 공통적인 맥락이 존재한다는 것을 알게 될 것이다: 작업이 목적있고 의미있는 방법으로 사용된다면 개인의 건강과 안녕을 촉진할 수 있다는 것이다

이러한 용어들을 명확하게 하기 위해서, AOTA의 대표자들은 회의에서 여러 개의 용어에 대한 「Position Paper」를 만들고 채택하였다. 1983년에 "목적있는 활동"에 대해 정의하기 시작했고, 이후 1993년에 개정되었으며, 이러한 용어 정의 보고서는 작업과 목적 있는 활동을 구별하였다:

> *작업은 자조(self-care), 일(work), 여가(leisure), 그리고 놀이(play)에서 활동적인 참여를 언급한다. 목적있는 활동은 목표 지향적인 행동이나 작업을 구성하는 과제(task)를 말한다. 활동이 목적적이라고 한다면 개개인이 능동적이며 자율적으로 참여하는 것이고, 활동이 목표지향적이라고 한다면 개개인이 의미있는 활동을 고려하는 것이라 할 수 있다.(p. 1081)*

Webster's New World College Dictionary(1997)에서는 활동에 대한 정의가 "(1) 질(quality) 혹은 능동적이 되는 상태: 행동(action); (2) 활동적인(energetic) 행동, 생기(liveliness); (3) 신체 또는 마음의 정상적인 기능; (4) 능동적인 힘(active force); (5) 어떤 특정한 행동 혹은 추구(pursuit)"라고 정의하였다.(p.14). 이 정의의 요점은 "능동성(active)" "정상적인 기능" 그리고 "특정한 행동 혹은 추구", 이 모든 것들의 성격은 작업이 클라이언트에게 가장 의미있고, 참여의 욕구를 가진다는 것이다.

1995년 두 개의 추가적인 용어에 대한 보고서가 발표되었는데, 하나는 작업에 대한 정의였고 다른 하나는 기능에 대한 정의였다. Position Paper: occupation(AOTA)을 보면 몇년 동안이나 전문가들이 다차원적으로 작업에 대해서 여러 가지 용어들로 논의하고 있음을 알 수 있다. 이러한 인식을 통해서 추가적인 조사와 연구가 이 개념에 대한 분명한 이해를 위해 필요하게 되었고, 이 용어에 대하여 정의를 한 보고서에서 작업치료 특성으로 작업에 대한 정의를 만들게 하였다. 또한 즉각적으로 이 개념들은 다른 건강관리전문가들과 기능을 공통으로 사용하였으며, Position Paper: Function (AOTA, 1995b)에서도 기능의 역할을 명확히 하였다. 발표한 보고서에서 기능은 "작업치료 영역에서 작업적 역할로 그 사람의 기능을 작업치료 주영역이기 때문에 기능을 작업수행과 상호교환적으로 사용할 수 있다(p.1019). "기

능"은 주어진 환경 안에서 사람들의 수행활동과 역할에 대한 포괄적인 정의를 함축하고 있다.

이러한 용어는 1999년에 채택된 1999 미국작업치료협회 실행법령에서 작업치료 실행의 정의(Definition of occupational Therapy Practice for the AOTA Model Practice Act)와 함께 사용되었다(Moyers, 1999). 이 문서는 작업치료 실행에 관하여 다음과 같이 설명하고 있다:

> *치료적(therapeutic)이라는 용어는 독립적인 일상생활에서의 역할 기능과 건강과 안녕의 증진을 위한 능력에 제한을 가지는 질병, 장애, 손상, 활동 제한, 혹은 참여 제한을 가진 개인을 목적있고 의미있는 작업(목적적인 활동)으로 평가하고 치료한다는 의미로 사용되었다.*

목적있는 활동에서 "목적(purpose)"이라는 용어는 클라이언트로부터 중재 목적을 이루기 위해서 활동에 대한 계산된 반응을 이끌어내는 것이다. 치료사는 이러한 치료적 목적에 따라 클라이언트에게 활동을 수행하게 함으로써 그들의 근력을 증가시키고, 사회적 관계를 원만하게 하며, 자기-조절(self-control)과 인지적 통합을 촉진시키는 수단을 제공해 줄 수 있어야 한다. 활동은 등급별(graded)로 나눠지고 구조화되고 창조된다; 또한 활동들은 예방을 촉진하거나 적응을 도와준다. 따라서 목적있고 의미있는 작업에 클라이언트가 참여함으로서 향상된 작업수행의 결과를 얻을 수 있다.

작업수행(occupational performance)은 오랜 시간 동안 인식되어 왔고, 현재 임상실행법안으로 정의된 것처럼 개인의 건강을 증진시키기에 없어서는 안 될 존재이다. Wilcock(1998)은 이러한 사례에 대하여 두 개의 원칙을 주장하였다. 하나는 인간이 자신의 생존 욕구를 충족시킬 뿐만 아니라 자신을 향상시키기 위해 "작업의 참여는 본능적으로 필요하다"(p. 22)라는 것이다. 인간의 발전은 인간이 '끊임없이 점진적으로 일을 함'으로써 이루어진다는 것이다(p. 22). 두 번째로, 작업의 참여는 복잡한 우리의 건강 관리 시스템과 연관이 있다. 만약 우리가 활동을 하지 않는다면, 우리의 신체적 정신적 매커니즘은 불균형과 약화를 초래하게 될 것이다.(p. 29). 이런 개념들은 의미 있는 작업수행의 가치를 지지하는 철학의 중심이다.

작업치료의 용어
THE LANGUAGE OF OCCUPATIONAL THERAPY

궁극적으로, 작업치료의 결과는 개인이 그들 자신에게 의미있는 작업들 안에서 기능의 향상을 통해 건강을 다시 얻을 수 있도록 해준다는 것이다. AOTA는 명료하고 일반적인 언어로 메시지를 전달하기 위한 요구를 인식하여 "Uniform Terminology"라고 불리는 표준기록체계를 구축하였다. AOTA는 1979년에 "Uniform Terminology"를 처음 받아들였다(AOTA, 1979). 이는 후에 개정되었고, 1989년과 1994년에 걸쳐 다시 재개정되었다(처음 편찬된 부록 B를 보라). 이러한 공통용어를 통한 문서화 방법은 클라이언트의 기록이나 배상, 조사 등의 효율성에 초점을 맞추고 있다. 공통용어를 사용함으로써 작업치료사와 보조 작업치료사는 서로 의사소통을 할 수 있는 능력을 가지게 되었으며, 제3자 지불인(보험사), 그리고 다른 의료 전문가들 사이에서 의사소통할 수 있는 능력을 갖게 된다. 즉 주관적인 해석이나 명확하지 않은 용어로부터 나온 의사소통의 모순점을 대거 줄일 수 있게 되었다.

1999년, 임상 영역에서 AOTA 위원회는 Uniform Terminology Ⅲ가 아래의 이유로 개정될 필요성이 있음을 결정하였다.(AOTA, 1993):

- 치료하는 장소의 변화
- 작업치료 영역 외 사람들에게 명확하지 않은 용어
- 작업치료 전문성의 핵심으로서 작업(occupation)에 대한 재 중점화
- 전문직으로서 변화가 필요하다는 의견 일치

같은 기간 동안 세계보건기구(WHO)는 병리나 질병의 한계보다 건강상태를 연관시킨 사회적이고 기능적 가능성을 강조하면서 그들의 International Classification of Functioning, Disability, and Health(ICIDH)를 바꾸었다. 이 새로운 ICIDH-2의 중심개념으로는 장애를 3가지 차원으로 나누었다. 신체기능과 구조를 포함한 신체의 수준; 개인이 수행하는 활동들의 범위를 나타내는 개인의 수준; 사회적 수준 또는 삶의 기회에 개인이 참여 정도 등이 그것이다. 활동과 참여에 근거한 이러한 공통용어의 강조는 작업치료의 원리와 일치하는 것처럼 작업치료 전문가들에게 받아들여졌다. 이 두 영역이 같

은 시기에 변화를 가진 결과 작업치료를 위한 개정된 용어는 Occupational Therapy Practice Framework: Domain and Process로 발표되었다(AOTA, 2002). "더 명확하게 작업, 일상생활활동, 생활의 참여를 지지하기 위한 작업으로 중재과정 적용에 초점을 맞추고 있으며, AOTA의 대표자 회의에서 승인되었다(p. 611). 영역(domain) 부분은 작업치료가 제공하는 서비스 영역이다. 과정(process) 부분은 클라이언트에게 제공할 수 있는 서비스의 구조적 요소를 상세화 하였다.

Uniform Terminology for occupational Therapy-3판으로부터 몇몇 용어들은 재사용되거나 다른 범주로 재분류되었다. 수행패턴(performance pattern), 활동요건(activity demand), 클라이언트 요소(clienet factor) 등의 새로운 용어가 만들어졌다. UTIII와 작업치료 실행체계(occupational therapy practice framework)에서 쓰인 단어를 모두 비교한 것은 작업치료 실행체계(occupational therapy practice framework)의 p. 637-639에서 확인할 수 있다. 따라서 이 책을 새로운 작업치료 실행체계(occupational therapy practice framework)를 반영하여 바꾸고 개정하였다. 활동분석의 한 과정인 유형 3과 4는 작업치료 실행체계의 용어를 반영하여 바꾸었다. 우리는 작업치료가 계속적으로 발전하는 것처럼 더 발전된 용어(document)로 표현되고 이해될 것으로 기대한다. 전문적인 용어를 사용함에도 불구하고, 이 책은 미래의 작업치료사를 준비하는데 관련된 작업의 연속성을 위해서 관련된 활동을 어떻게 생각할지에 대한 학습적 내용을 포함하고 있다.

새로운 작업치료 실행체계의 결과로써, Model Definition of Occupational Therapy Practice for the AOTA Model Practice Act도 새로운 용어를 반영하기 위해 2003년에 개정되었고, 이는 AOTA의 대표자 회의의 투표를 통해 2004년 5월에 승인되었다. 우리는 여기에 학생들이 좀 더 최근에 정의된 것에 익숙해도록 이 책에 그 내용을 포함시켰다.

> *... 개인이나 그룹이 가정, 학교, 직장, 지역사회, 또 다른 장소에서 참여의 목적으로 일상 생활의 활동을 치료적으로 사용하는 것... 작업치료 서비스는 병(illness), 상해(injury), 질병(disease), 장애(disorder), 질병상태(condition), 손상(impair), 장애(불능, disability), 활동 제한(activity limitation), 참여 제약(participation restriction) 등을 갖고 있거나 가질 수 있는 위험군에게 건강증진과 안녕의 목적을 위해 제공되고 있다. 작업치료는 건강, 안녕, 삶의 질에 영향을 주는 일상생활 활동의 참여를 지지하는 여러 수행 배경으로 신체적, 인지적, 심리사회적, 감각 그리고 수행의 다른 면을 포함하고 있다(AOTA, 2002).*

작업치료실행체계 표
A DIAGRAMMATIC REPRESENTATION OF THE OCCUPATIONAL THERAPY PRACTICE FRAMEWORK

교육적 목적으로, 세 개의 표는 새로운 작업치료 실행체계를 통합하고 각 영역의 범주에 대한 해석을 활동분석 과정에서 도식적으로 표현하였다. 이것은 학생들이 잠재적 중재결과가 포함된 그림을 가시화하며 활동분석 과정으로 각각의 통합된 부분을 구별할 수 있게 하려는 의도이다. 3페이지는 (그림 2-1에서 2-3) 작업수행영역 범주의 상호관련성을 표현한다. 수행영역와 기술, 클라이언트 요소, 수행패턴, 그리고 수행배경은 작업치료 실행 요인들의 부분이며, 잠재적인 중재결과를 형성할 수 있도록 모두 함께 연결한다. 작업수행 표의 첫 번째 그림은 다섯 개의 주요 상위항목(headings)로 나타난다.

1. 작업의 수행 영역
2. 수행기술
3. 클라이언트 요소
4. 수행패턴
5. 수행배경

그림 2-2는 다섯 개의 상위항목 아래 주요 범주이다. 그림 2-3은 작업치료 실행체계의 부분 영역 내의 전체적 내용이다. 이러한 방법으로 다음 과정에 대한 이해에 앞서 관련된 내용의 한 분분에 대한 학습이 이뤄질 수 있다. 다시 말해서, 이 그림은 특정한 클라이언트를 위해서 요구되어지는 수행 영역과 수행 기술을 유추해 냄으로써 발전된 장기, 단기 목표를 통해 학생들을 도울 수 있다.

예를 들면, 작업 수행영역의 일상생활활동(ADL)을 검사하면 11가지 과제로 구성되어 있다.

1. 목욕/ 샤워하기(bathing/showering)
2. 배뇨와 배변(bowel and bladder management)
3. 옷 입고, 벗기(dressing)
4. 먹기(eating)
5. 식사하기(feeding)
6. 기능적인 이동(functional mobility)
7. 개인용품관리(personal device care)
8. 개인위생 및 몸치장(personal hygiene and grooming)
9. 성생활(sexual activity)
10. 수면과 휴식(sleep/rest)
11. 화장실 위생(toilet hygiene)

ADL의 수행영역에서 옷 입고 벗기 능력은 수행패턴에서 클라이언트 요소와 운동, 처리 그리고 의사소통/상호작용인 3가지 수행기술과 다를 수 있다. 그런데, 이들 각각 영역의 특정한 구성요소들은 클라이언트 장애(deficit)를 위해서 작업치료를 사용할 때 선택되어질 수 있다. 예를 들면, 운동 기술을 고려했을 때, 자세(posture)와 협응(coordination)이 있을 수 있다. 처리기술로는 지식(knowledge)과 공간의 조직화와 물건을 포함한다; 의사소통/상호작용 기술에서는 신체적 특징(physicality)와 관계(relation)를 포함하고 수행 패턴에서는 일과(routine)와 역할(role)을 인식해야 될 것이다.

수행배경의 항목으로 7가지가 고려된다. 이들의 구성요소 중 몇몇은 옷 입고벗기의 수행영역에 참여하는 클라이언트에게 영향을 줄 수 있다. 예를 들면, 클라이언트의 나이, 문화적 배경, 그리고 사회적 지지는 중재를 위해 선택한 활동의 종류를 부각시킬 뿐만 아니라 클라이언트에게 가장 의미있게 인식된 목표일 수 있다.

다음은 옷 입고 벗기(dressing) 수행영역에서 2개의 가상적 시나리오 예이다.

1. 최근에 뇌졸중으로 쓰러진 72세 여자 어르신은 왼쪽 편마비로 그녀의 치료적 목표는 독립적으로 옷을 입고 손녀딸의 결혼식에 참석하는 것이다. 하지만 현재 좌측 무시(neglect), 약화(weakness), 그리고 자기개념(self-concept) 부족이 있으며 국가 지원 임대주택에서 홀로 생활하고 있다.
2. 신경성 식욕부진(anorexia nervosa)을 가진 15세의 소녀는 청소년 정신병동에 의뢰되었다. 현재 피로(fatigue), 부정적 자아개념(negative self-concept), 그리고 과제에 대한 주의력(attention)이 부족하다.

이러한 사례는 얼마나 중재목표 결과가 비슷할 수 있는지 보여주기 위해서 사용되어졌다(옷 입고 벗기 기술의 증진). 그러나 개개인의 상황이나 배경에 의해서 중재방법은 다르게 고려되어져야 한다. 작업수행 도식은 잠재적 치료 결과를 위해 원형으로 제공되지만 개별적인 다양성을 허용한다. 이 표의 목적은 작업적 참여 증진을 고려하는 중재 가능성의 도식적 설명을 학생들에게 제공하는 것이다.

활동분석 과정의 이론
RATIONALE FOR THE ACTIVITY ANALYSIS PROCESS

1900년대 초기에 작업치료가 시작된 이래로, 작업치료에서는 치료의 기본적인 방법으로 활동분석 과정을 포함하였다. Creighton(1992)은 작업치료에서 활동분석의 발달을 연대적으로 기술하였다. 1911, 1920, 1943년으로 거슬러 올라가서 Gilbreth와 Gilbreth 부부의 저서에서 비즈니스와 산업 분야에서 움직임(motion)에 대한 연구를 하였으며, 작업치료 분야에 "운동분석(motion analysis)"을 발전시키기 위하여 기계공학자처럼 그들 자신을 훈련시켰다. 몇 십년에 걸친 작업분석(activity analysis)의 연구는 그 범위와 깊이에 여러 가지 양상을 가져왔다(Allen, 1987; Cynkin & Robinson, 1990; Haas, 1992; Licht, 1947; Llorens, 1973). 아직도 작업분석의 핵심은 다음과 같이 남아있다.

> *...활동분석은 인식하고 있는 활동의 특징과 요소를 평가하는 과정이며, 활동의 수행요구 범위를 알고 사회적 · 문화적 중요성 및 의미를 아는 것이다. 활동분석은 전체를 정의하는 것과 함께 이들의 부분을 조명하는 과정이다(Fidler & Velde, 1999, p. 48)."*

작업치료사에게 중재에서 가장 중요한 점은 활동분석 능력과 클라이언트의 요구와 흥미를 활동과 조화시키거나 맞추는 능력이다(Mosey, 1986). 이것은 작업치료 중재에서 작업에 대한 임상적 판단과 적용을 위한 기술이다. 다시 말하자면, 이 능력은 치료적으로 효과적인 활동을 선정할 수 있는 능력이다. 성공적으로 활동을 선정

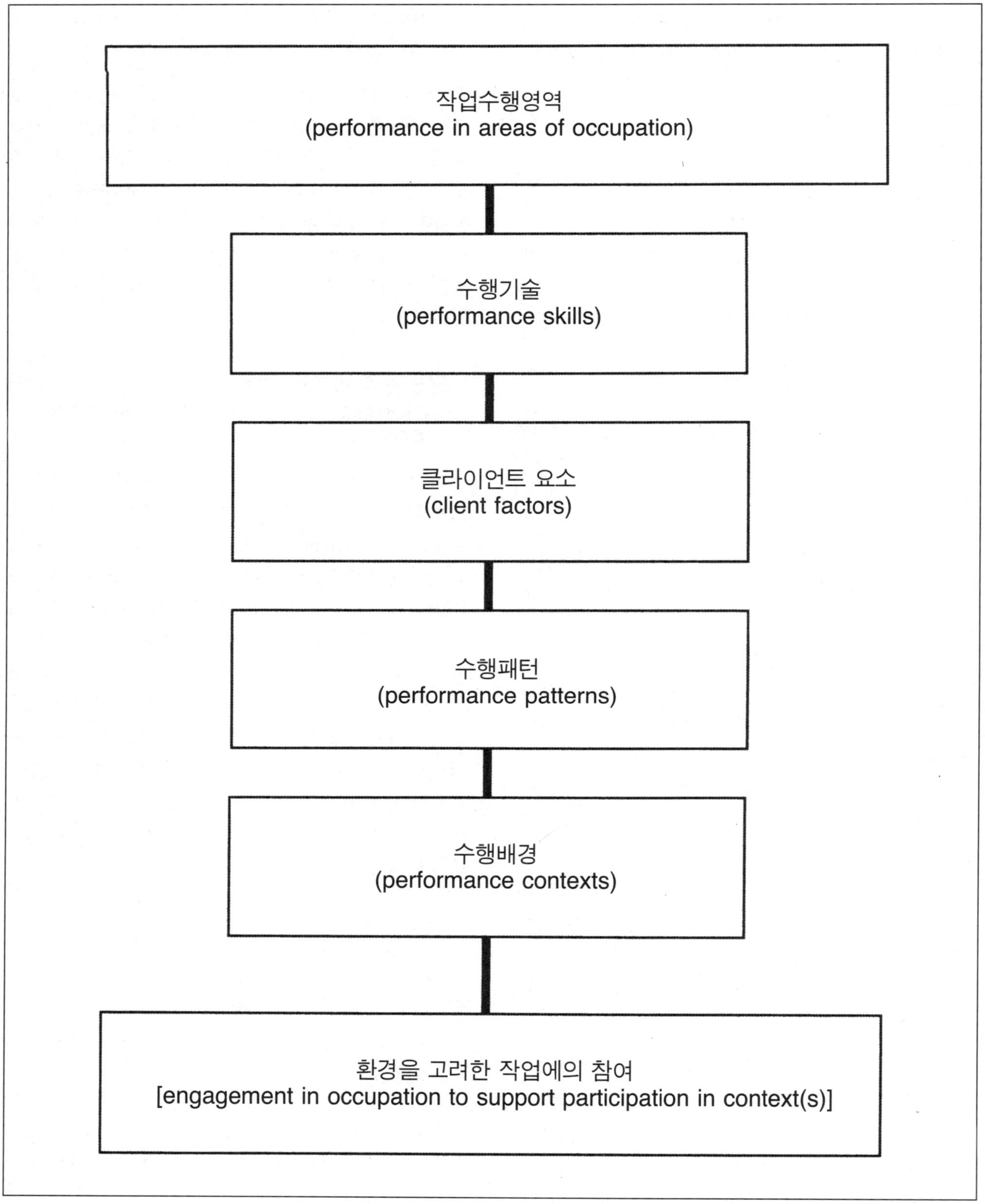

그림 2-1. 작업치료 용어의 5가지 주요 상위 제목.

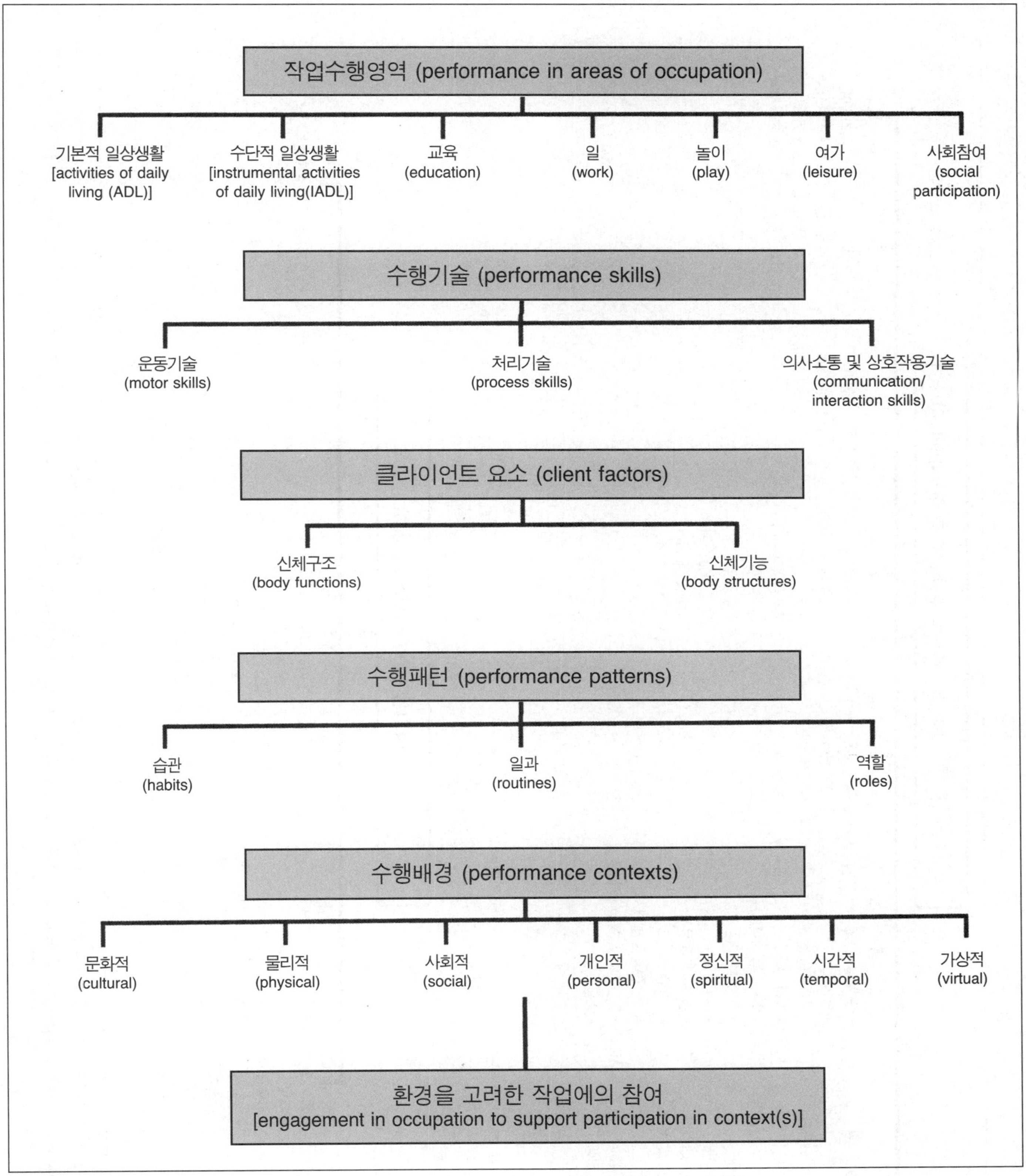

그림 2-2. 5가지 주요 작업수행 항목의 주요 하위 범주.

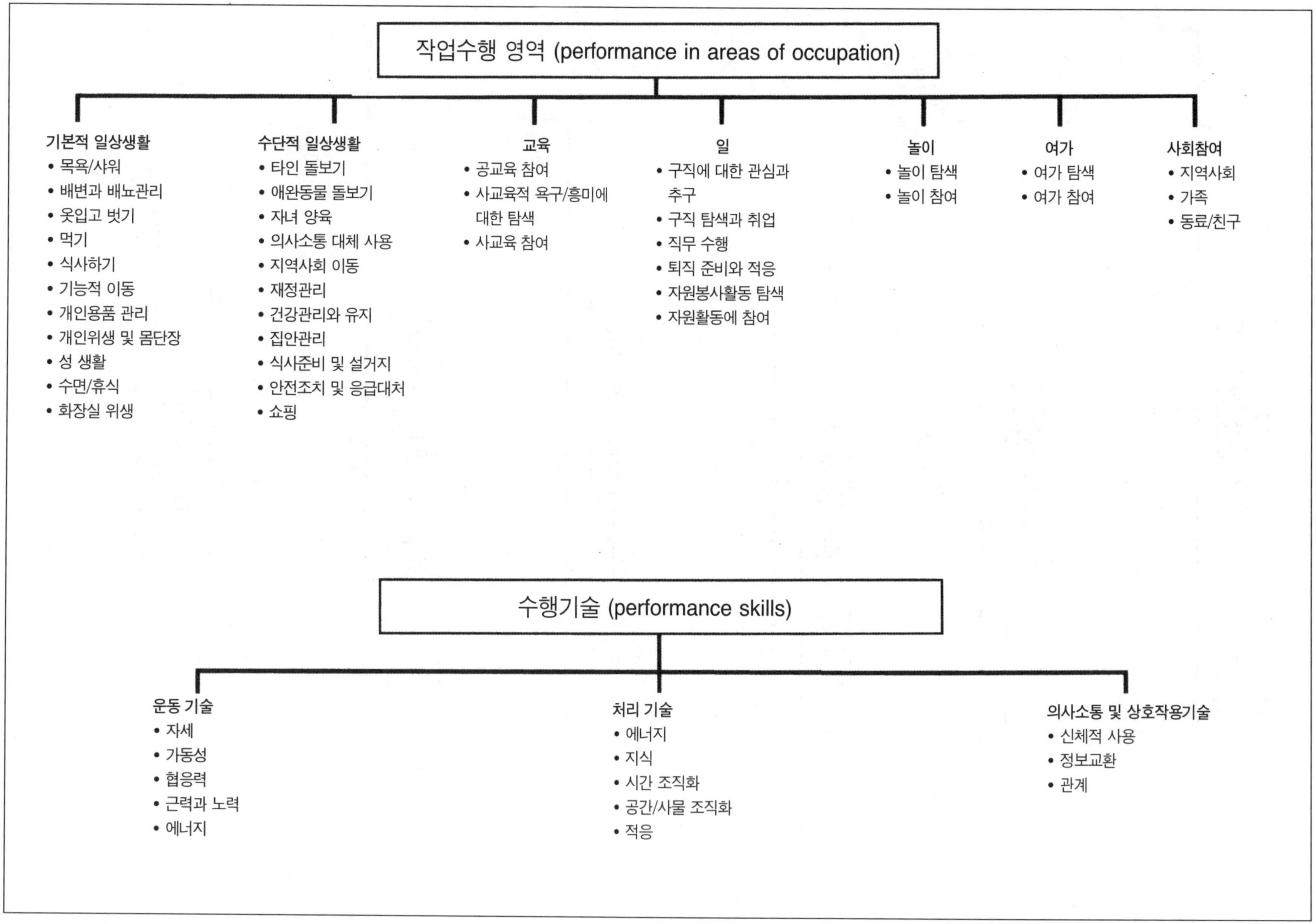

그림 2-3. 5가지 주요 범주의 기술. (출처: American Occupational Therapy Association. [2002] Occupational therapy practice framework: Domain and process. *American Journal of Occupational Therapy*, 56(6), 611.)

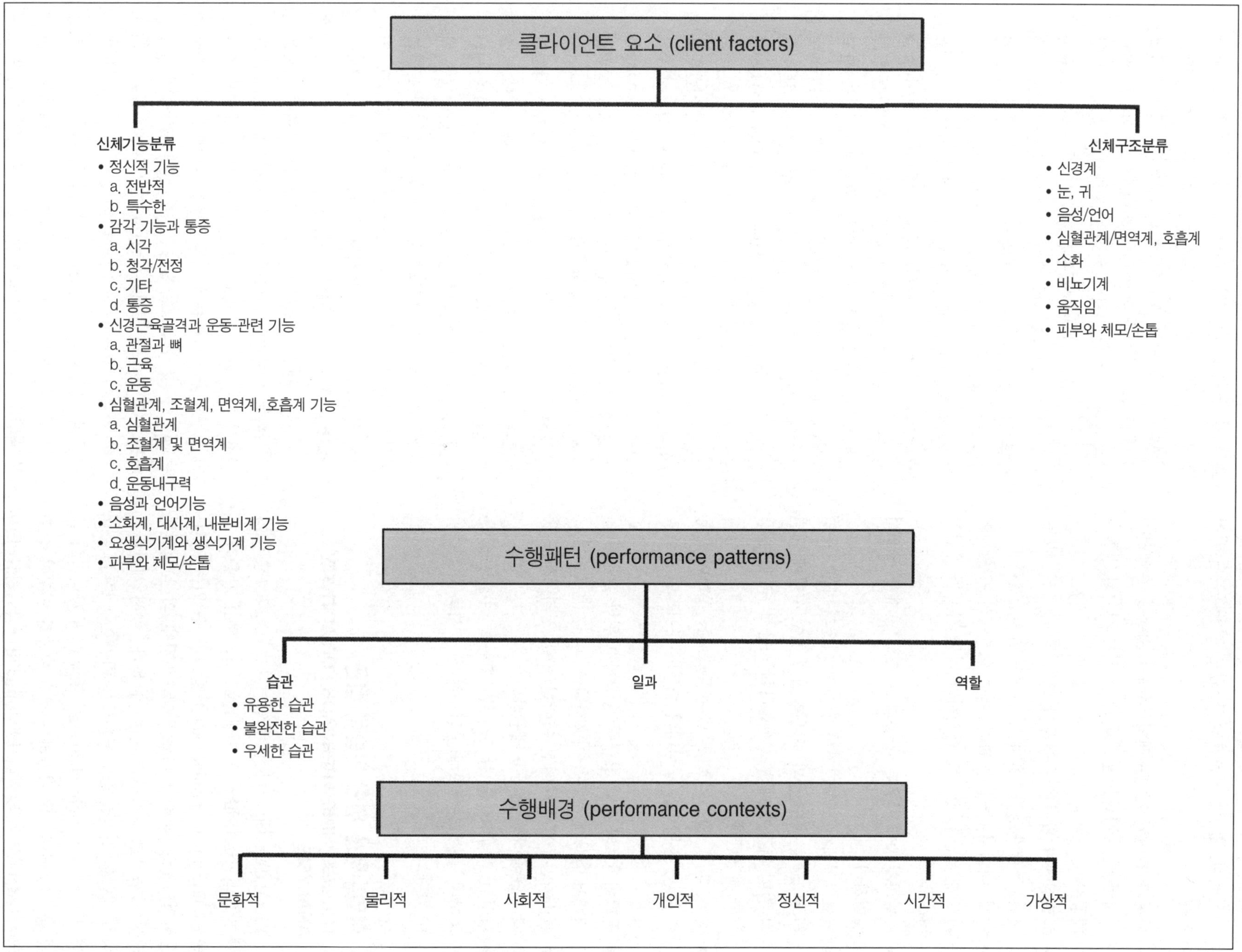

그림 2-3 *(계속)*. 5가지 주요 범주의 기술. (출처: American Occupational Therapy Association. [2002] Occupational therapy practice framework: Domain and process. *American Journal of Occupational Therapy*, 56(6), 611.)

하기 위해서, 활동분석은 다음과 같은 것을 할 수 있어야 한다.

- 활동과 관련된 작업수행의 이해와 활동을 수행하기 위하여 다른 사람들을 교육할 수 있는 지식적 바탕을 제공한다.
- 치료실에서 활동을 수행하기 위해 장비, 재료, 비용, 시간, 공간과 동료직원에 대한 정보를 제공한다.
- 언제, 어디서, 누구를 위해, 어떤 환경에서 이 활동에 치료에 쓰일 것인지를 판단하기 위한 지식을 일반화한다.
- 중재과정에서 사용된 활동의 치료적 잇점을 상세히 설명한다.
- 치료과정에서 요구되거나 얻어진 기술의 수준, 우연히 부딪히는 어려움과 중재를 위해 참고 사항에 개별적 진행 과정에 대해 문서화하여 사용할 수 있는 정보를 제공한다.
- 장비, 환경, 활동의 변경 또는 등급화를 통하여 수용할 수 있는 방법을 찾아내어 활동의 대안적인 방법과 의미를 제공한다.
- 클라이언트의 작업 요구를 충족하기 위한 활동의 선택에서 임상적 추론을 이용한다.
- 클라이언트에게 주어진 어떠한 수행 영역에서도 중재 목표에 대한 체계를 제공한다.
- 향상된 작업수행을 할 수 있는 활동을 설명하고, 분석하며, 문서화를 위해 작업수행 용어 사용을 장려할 수 있다.

작업수행을 위한 학습적 접근
THE LEARNING APPROACH FOR ACTIVITY ANALYSIS

Yerxa(1998)에 의하면, 작업치료교육프로그램은 자기-지향적인(self-direct) 학생들을 격려하고 자율적 전문성(autonomous profession)을 함양할 수 있는 작업-중심적(occupation-centered) 교육과정에 의해서 실행되어야 한다고 주장하였다. 이 교육과정에서 제안하는 여러 개념은 작업치료의 전문성을 기반으로 한다. 중요한 점으로 "just right challenge"를 위해서 사람들의 현재 능력이 어떤지를 평가하는 것을 학습하는 것이 강조되어야 한다"라는 것이다(1998, p. 370). 작업치료의 미래 학생을 위해 의미있는 학습 경험을 실행하고 교육과정으로 채우는 것은 비중있는 도전이 된다. Barum(2000)은 작업수행 실행을 잘 알게 된다는 것은 작업치료 전문성의 가치를 찾기 위해 회귀하여 학생들과 치료사들에게 요구하고, 작업-기반 교육과정의 중요성을 강조해야 한다고 반복하여 주장하였다. 저자들은 교육자로서 자신의 신념을 확인하고 이 책의 내용에 포함되어 있는 작업분석을 위하여 학습적 접근의 정당성에 대한 부분을 가지는 것이 중요하다고 생각하였다.

우리는 작업분석의 학습 과정에 발달 단계가 있다고 생각한다. 학생들은 이러한 기술들을 시간을 두어 조금씩 습득할 것이다. 이러한 방법은 우리의 사고활동과 그 활동이 포함하고 있는 모든 면을 파악할 수 있는 사고양상(mode of think)을 가지게 되고 클라이언트의 요구에 맞게 활동의 특징을 서로 연결할 수 있을 것이다. 다양한 방법으로, 이 과정은 Mattingly와 Fleming(1994)에 의해서 제안된 임상적 추론 과정과 유사하다. 또한 이 가정은 세 가지 사고, 즉 절차적(procedural), 상호작용적(interactive), 그리고 조건적(conditional) 임상적 추론으로 사고 양상을 가정하였다. Mattingly와 Fleming은 "절차적 추론 양상은, 치료사가 물리적인 문제에 근거해서 일어날 수 있는 치료적 기술과 과정을 찾는 것이다" (p.119) "그리고 상호관계성 추론은 치료사가 사람들과 상호관계를 갖고 사람들을 보다 더 잘 이해하는데 도움을 주도록 사용한다(p.120)". 조건적 추론은 훨씬 세련되고 다차원적인 치료적 능력으로 보통 경험이 많은 치료사가 가지고 있다. 비교하자면, 활동의 분석과 통합은 절차적 추론과 상호관계적 추론을 연결시킬 수 있다. 이러한 방법으로, 활동의 분석과 통합은 이들 사고 양상을 강화하는 학습적 전략을 제공한다.

이 책의 편찬 의도는 학생들에게 작업치료에서 사용하는 활동을 확인하고(identify), 분석하고(analysis), 등급화하고(grade), 조정(modify)에 필요한 임상적 추론 기술 개발을 시작하는 학생들에게 학습방법을 제공하려는 것이다. 추가적으로, 활동분석은 선택한 활동에 참여하는 과정을 통해 중재를 촉진시키고 목적적 활동을 특정한 치료적 요구에 필요한 클라이언트에게 어떻게 제공할 수 있는지 더 명확하게 한다. 학생들은 개인적으로 목적 활동의 본질과 치료적 이익을 더 한층 이해하기 위해 학습과정의 한 부분으로 그들 스스로 작업 수행과 활동을 검사할 필요가 있다. 활동 분석을 위한 학습적 접근은 다양한 레벨을 가지고 있다. 먼저, 정상적으로 수행되는 목적적 활동은 세 가지 다른 형태로 검사된다. 이 과정은 활동 인식(awareness), 확인(identification), 그리고 활동분석(analysis)이다. 다음으로 활동은 활동 자체의 치료적 질에 따라 분석되며, 마지막으로, 특정한 활동과 활동의 한 부분은 클라이언트의 중재적 목표와 맞추거나 통합된다. 다섯 번째 구성으로 이러한 다양한 수준별 접근을 교육하는데 사용하고 치료를 위해 목적적 활동의 적용을 위해 요구되는 과정을 통해서 학생들의 발전을 돕는다. 작업을 치료적으로 사용할 때 작업 수행을 이해하고 기술을 발전시키는 것은 유능한 작업치료사와 작업치료 보조사의 미래를 위해 필수적이다.

다섯가지 유형은 작업을 치료적으로 사용하는 활동의 고유의 본질을 연결시키는 단계적 방법을 사용하도록 디자인되었다. 우리가 활동을 이러한 방법으로 적용할 때, 활동 분석은 의식적 사고 과정이 된다. 이러한 사고 유형은 학생들이 활동의 요소를 하나씩 나누는 과정을 통해 활동의 기본적 본질을 이해하고, 마지막으로 클라이언트 중재를 위해 활동의 치료적 특성을 연결하고 발전시키는데 목적이 있다. 이러한 유형을 사용함으로서, 활동의 중요한 모든 면이 발견되고, 클라이언트가 활동에 참여하기 위해 요구되는 기술을 확인할 수 있다. 학생들은 클라이언트가 수행기술을 실행할 수 없거나 손상되었을 때, 활동을 수행할 수 있도록 문제 해결을 위해 대안방법을 모색해야 한다. 또한 학생들은 개개인의 건강한 삶의 방식을 위해 도움이 되는 활동을 어떻게 성공적인 작업으로 활용한 것인지 설명을 할 수 있어야 한다.

저자들은 중재 결과는 관찰할 수 있고, 측정할 수 있으며, 대상자에 대하여 명확하고 정확하게 기록할 수 있어야 한다고 믿는다. 이 책에서, 작업치료 수행체계와 표준용어(uniform terminology)의 비중은 치료의 기능적 결과를 조직화하고 기록하기 위한 기초로서 사용되었다. 중재에서 사용된 활동이 아무리 복잡하더라도 문제되지가 되지 않으며 적합한 용어를 사용하여 기록할 수 있다. 작업치료 수행체계와 표준용어(uniform terminology)는 학생들에게 활동을 설명하고 작업에 참여하는데 도움을 주는 용어에 대한 정의를 제공한다.

결론적으로 한 단계에서 그 다음 단계로 넘어가는 다단계 과정은 작업 분석의 능력을 발전시키는 것으로 이해되었다. 학생들은 다양한 활동에 대한 수행을 알아보기 위해 다섯 단계의 유형을 이용하면서 분석과 통합에 대한 경험을 넓힐 수 있다. 학생들이 이 책을 전반적으로 이해한다면 클라이언트가 작업에 참여를 증진할 수 있도록 활동 분석과 적용을 능숙하게 할 수 있을 것이다.

학습 결과는 다음과 같다:

- 목적있는 활동의 본질적 특성과 작업과 개인이 참여하는 활동의 효과성에 대해서 확인하다.
- 일련의 활동 단계로 활동의 작업적 수행을 설명한다.
- 작업수행영역, 기술, 패턴, 활동 요구, 클라이언트 요소, 그리고 배경이라는 용어로 활동을 분석한다.
- 활동을 수행하는데 주의사항, 금기사항, 그리고 허용범위 기준을 확인한다.
- 활동 혹은 환경의 조정을 통해 수용할 수 있는 방법 내에서 수행하는 활동의 대안적 의미를 고안한다.
- 작업치료를 받고있는 클라이언트의 요구를 해결하기 위해 적절한 작업을 선택할 수 있도록 문제해결 능력을 기른다.
- 어떠한 수행 영역 내에서라도 확인된 클라이언트의 요구와 부합하도록 중재 결과를 제시한다.
- 작업 수행체계 내 어떠한 수행 영역에서라도 활동 사용에 대한 기록과 분석과 설명을 적합한 전문 용어로 한다.

활동 분석을 위한 다단계 접근
MULTILEVEL APPROACH TO ACTIVITY ANALYSIS

작업치료사와 보조작업치료사는 적어도 두 가지 다른 관점, 즉 클라이언트의 일반적 작업수행과 잠재적 작업수행에 대해서 검사해야 한다. 그러나, 종종 치료사는 클라이언트의 능력의 범위 내에서 활동을 재구성하거나 개인의 작업수행 영역에 앞서 움직일 수 있도록 도전적인 활동을 사용한다. 클라이언트의 삶에 영향을 주는 수행 기술과 패턴, 클라이언트 요소, 치료적 실행, 배경적 요소 등을 고려하여 중재 과정에서 사용될 활동선택을 결정한다.

이때 어떻게 학생이 이러한 모든 요소를 구조적으로 관리하면서 조직화할 수 있을까? 다섯 가지 유형은 활동의 모든 면에 대한 지식을 얻기 위한 틀로 제공되었고 학습적 구조를 확립하는 것이다. 이러한 유형은 학생이 이 유형을 충분히 공감할 때까지 제공되고 순서대로 사용되어야 한다. 이러한 형식은 새로운 활동을 단계적으로 조사하기 위해 사용하거나 익숙한 활동을 다르게 접근할 수 있도록 사용할 수 있다. 그 예로 "전화걸기" 활동을 이러한 다섯 가지 유형으로 설명하으며, 부록 C에는 관련된 모든 유형이 있다.

Form 1: 활동인식(Activity awareness)

첫 번째 유형은 잠재의식 속의 활동을 수행하도록 기회를 제공하고, 어떤 특별한 활동에 대해 학생의 개인적 반응을 중요하게 본다. 활동의 운동, 인지 그리고 심리사회적인 면을 명확히 확인한다.

Form 2: 행동확인(Action identification)

두 번째 유형은 활동의 활동적 수행에 대하여 더 직접적인 접근을 제공한다. 주어진 과제는 10단계 또는 이보다 적은 단계로 나누고, 또한 수행하기-무엇-어떻게(do-what-how) 형식으로 사람들에게 같은 활동을 수행하도록 하여 변화된 행동을 관찰한다.

Form 3: 대상자의 수준에 맞는 활동수행 분석 (Activity analysis of expected performance)

세 번째 유형은 활동에 대한 작업수행 영역, 기술, 패턴, 클라이언트 요소, 그리고 배경에 대해 집중적으로 검사를 한다. 학생은 정상적으로 수행하는 활동의 한 부분을 나누도록 요구받고 작업치료 실행체계(occupational therapy practice framework)는 작업적 성질을 설명하기 위해 전문적 용어를 사용한다.

Form 4: 치료 중재를 위한 활동분석 (Activity analysis for therapeutic intervention)

네 번째 유형에서 학생은 특정한 수행기술, 패턴, 클라이언트 요소, 그리고 배경에서 어떤 결손이 있고 손상이 있는지 고려하여 작업 수행을 할 수 있도록 한다. 또 활동요건(activity requirement), 중재영향(intervention implication), 그리고 조정(modification)을 설명한다.

Form 5: 클라이언트-활동 중재 계획 (Client-activity intervention plan)

다섯 번째 형식은 중재전략으로써 활동 적용에 대한 구조를 제공한다. 학생은 치료의 장기적 단기적 목표를 고려하여 클라이언트의 특정한 기능장애를 기록한 완벽한 프로파일을 작성한다. 학생은 중재전략으로써 사용될 활동을 제안하고, 준비단계와 실행 단계, 기능적 결과에 대해서 설명하고 문서화한다.

요약 SUMMARY

작업치료사는 치료적 중재의 한 부분으로서 목적적 활동을 사용할 필요가 있다. 이 책에서 제시한 다단계 접근은 학생들이 다른 많은 활동을 인식하고, 그들에게 필요한 자산을 알게 도움을 준다. 학생들은 활동을 수행하는데 포함된 특정한 활동을 인식하기 위해서 단계적으로 활동을 세분화하기를 요구받는다. 또한 학생들은 활동이 일어나는 배경 뿐 아니라 그들의 활동을 수행하기 위해 필요한 기술을 평가하도록 요구받는다. 마지막으로 학생들은 클라이언트 개개인의 특정한 기능적 결손을 조사하고, 클라이언트에게 의미있고 작업 수행을 촉진시킬 수 있는 활동을 선택하도록 하게 한다. 이러한 교육적 접근은 작업치료에 이용될 어떠한 활동 및 중재적 환경에서도 적용될 수 있다.

토의 질문 DISCUSSION QUESTIONS

1. 활동과 작업에 관한 작업치료 역사에 대해 당신은 무엇을 이해했는가?
2. 활동과 작업을 정의하고 이들 용어 사이의 관계에 대해 설명해 보아라.
3. 작업치료 전문 용어로 활동분석을 설명해 보아라.
4. 작업치료 실행체계(Occupational Therapy Practice Framework)의 주요 범주를 확인하라. 어떻게 이러한 체계가 문서화로 개발되었는가?
5. 미래의 작업치료사 또는 보조작업치료사로서 활동을 통한 건강("health through activity")은 당신에게 어떤 의미를 갖는가?

참고문헌 REFERENCES

Allen, C. K. (1987). Eleanor Clark Slagle Lecture. Activity: Occupational therapy's treatment method. *American Journal of Occupational Therapy*, *41*, 563-575.

American Occupational Therapy Association. (1979). *Uniform terminology for reporting occupational therapy services*. Rockville, MD: Author.

American Occupational Therapy Association. (1993). Position paper: Purposeful activity. *American Journal of Occupational Therapy*, *47*, 1081-1082.

American Occupational Therapy Association. (1993). *Uniform terminology for occupational therapy—Third edition*. Bethesda, MD: Author.

American Occupational Therapy Association. (1995a). Position paper: Occupation. *American Journal of Occupational Therapy*, *49*, 1015-1018.

American Occupational Therapy Association. (1995b). Position paper: Function. *American Journal of Occupational Therapy*, *49*, 1019-1020.

American Occupational Therapy Association. (2002). Occupational therapy practice framework: Domain and practice. *American Journal of Occupational Therapy*, *56*(6), 609-639.

American Occupational Therapy Association. (2004). Definition of occupational therapy practice for the AOTA Model Practice Act, 58(6), 673-677.

Baum, C. (2000). Reinventing ourselves for the new millennium. *OT Practice*, *(January 3)*, 12-15.

Center for Learning Resources. (1979). *T.A.S.K. A.C.T. A pre-instructional analysis process*. *Teaching improvement systems for health care educators*. Lexington, KY: University of Kentucky.

Christiansen, C., & Baum, C. (Eds.). (1997). *Occupational therapy: Enabling function and well-being* (2nd ed.). Thorofare, NJ: SLACK Incorporated.

Creighton, C. (1992). The origin and evolution of activity analysis. *American Journal of Occupational Therapy*, *46*, 45-48.

Cynkin, S., & Robinson, A. M. (1990). *Occupational therapy and activities health: Toward health through activities*. Boston, MA: Little, Brown and Co.

Fidler, G. S., & Velde, B. P. (1999). *Activities: Reality and symbol*. Thorofare, NJ: SLACK Incorporated.

Fisher, A. (1998). Uniting practice and theory in an occupational framework. *American Journal of Occupational Therapy*, *52*(7), 509-521.

Haas, L. J. (1922). Crafts adaptable to occupational needs: Their relative importance. *Archives of Occupational Therapy*, *1*, 443-445.

Licht, S. (1947). Kinetic analysis of crafts and occupations. *Occupational Therapy and Rehabilitation*, *26*, 75-78.

Llorens, L. (1973). Activity analysis for cognitive-perceptual-motor dysfunction. *American Journal of Occupational Therapy*, *27*, 453-456.

Meyer. A. (1922). The philosophy of occupational therapy. *Archives of Occupational Therapy*, *1*, 1-10.

Mattingly, C., & Fleming, M. H. (1994). *Clinical reasoning: Forms of inquiry in a therapeutic practice*. Philadelphia, PA: F. A. Davis Co.

Mosey, A.C. (1986). *Psychosocial components of occupational therapy*. New York, NY: Raven Press.

Moyers, P. A. (1999). The guide to occupational therapy practice [special issue]. *American Journal of Occupational Therapy*, *53*(3), 247-322.

Reilly, M. (1962). Eleanor Clark Slagle Lectureship. Occupational therapy can be one of the great ideas of 20th century medicine. *American Journal of Occupational Therapy*, *16*, 1-9.

Webster's New World College Dictionary (3rd ed.). (1997). New York, NY: Simon & Schuster, Inc.

West, W. A. (1984). A reaffirmed philosophy and practice of occupational therapy for the 1980s. *American Journal of Occupational Therapy*, *38*, 15-23.

Wilcock, A. A. (1998). *An occupational perspective of health*. Thorofare, NJ: SLACK Incorporated.

World Health Organization. (2001). *International classification of functioning, disability, and health* (ICF). Geneva, Switzerland: Author.

Yerxa, E. J. (1998). Occupation: The keystone of a curriculum for a self-defined profession. *American Journal of Occupational Therapy*, *52*, 365-372.

Notes

Notes

Notes

Notes

Notes

제 Ⅱ 부
(Module Ⅱ)

활동의 범위
The Dimensions of Activity

단원 3

활동 인식과 행동 확인
Activity Awareness and Action Identification

목적 OBJECTIVES

이 단원을 학습하면 학생들은 다음의 사항들을 알 수 있다.

- 활동과 안녕(well-being)사이의 관계를 알아본다.
- 활동의 숨겨진 면들을 인식할 수 있다.
- 수행하는 활동의 행동(action) 단계를 알아본다.

활동은 "능동적으로" 참여하기를 요구하는 역동성을 가지고 있다. 참여의 형태는 활동에 따라 다양하지만, 활동을 하는(doing) 에너지는 모든 활동 속에도 존재하고 있다. 활동에 대한 정의 중 하나는 "정보의 정신적인 처리과정(mental processing of data)을 요구하는 어떠한 활동이든 사물의 신체적 조작 또는 목적적(지향적) 움직임(directed movement) 등이 함께 고려될 수 있을 것이다)"(Trombly & Scott, 1983, p.243). 활동(activity)에 대한 가장 최근의 정의로는 "발달과 성숙 그리고 감각, 운동 및 사회적, 심리적, 인지적 기능의 사용을 위해 요구되는 생산적인 행위"라는 것이다. 활동은 물질을 만들어내지는 않지만 생산적인 것이다(Christiansen & Baum, 1977, p. 591).

전 생애를 통해서 사람은 활동에 참여한다. 삶을 살아간다는 것은 바로 무엇인가를 하는 것이다. 또한 무엇을 할 것인가를 결정한다는 것은 많은 시간을 사용 한다는 것이다. 어떠한 순간이든 과제를 설정하는 원칙은 개개인이 자신의 욕구를 충족시키고 가치에 따라 활동이 선택되는 것으로 나타났다. 다른 말로 하면, 활동은 의미있고 의도적으로 수행된다. Adolph Meyer는 '우리는 우리 자신의 모든 기관에 궁극적인 목적을 줌으로써 우리 자신을 만든다(Meyer, 1922, p.5).

실제적 의미에서 활동은 "삶을 살아가기 위한(for being alive)", 즉 삶에 참여하기 위한 수단이다. 신생아는 태어나면서 보고 듣고 배우는 활동에 참여한다. 활동을 하는 과정(process of doing)은 아동기와 청소년기를 통하여 신체적 · 정신적 능력이 발달하면서 보다 더 복잡하게 된다. 청년기에 들어서 신체적 욕구를 해결하고 개인의 욕구를 달성하며, 학교, 직장 또는 지역사회에서 책임을 갖는 사회의 한 구성원으로서 참여하는 '인생 사업(business of life)' 에 점차적으로 참여한다. 개별적인 만족도를 이끌어 내는 방법으로 이들 과제를 성취하는 방법에 대한 인식의 증가는 경험과 성숙을 통해서 높아진다. 활동은 목적없이 수행되지 않으며 목적을 가지거나 완수하여 실행하는 것이다. 개인은 효율감과 행위의 기쁨 그리고 개인의 창조적 세계에 영향을 주는 생활양식을 만들어간다(White, 1971, p.274).

인간을 위한 활동의 중요성에 대해 몇 가지 기본적 개념을 요약하면 아래와 같다.

활동에 대한 가정
ASSUMPTIONS ABOUT ACTIVITIES

- 활동은 학습과 탐구의 일차적 행위이다. 인간은 활동을 통하여 기쁨과 만족을 느끼며 그 행위를 함으로써 그들의 세계에 영향을 준다.
- 활동은 정상적 성장과 발달에서 일어난다. 활동에 참여하는 것은 인간 발달의 한 부분이며 그것의 내재적

가치는 치료의 매개체로 사용된다.

- 활동은 표면적 모습보다 더 큰 잠재성을 가지고 있다. 복합적인 기능 영역은 여러 신체 증상에서 두드러진 수행을 포함한다.
- 활동은 자신을 계발하는 수단일 뿐만 아니라 기능을 증진시키는 방법이다[예., 존재(being)는 무엇인가를 행하면서(doing) 통합된다]. 개인은 자신이 하고 있는 것에 의해 자신이 누구인가를 확인하고 해야 할 것을 선택한다(Fine, 1980).

어떻게 활동이 건강과 안녕(well-being)을 만들어내는지 알아보자. 의미있는 활동이 아니면, 발달적 과제를 수행하고 자신의 요구를 하려하지 않을 것이다. 또한 효율성은 감소하고, 인생의 도전도 줄어들게 된다. 즉, 한마디로 말하면 "살아 있다는 것은 가치 있는 활동을 하는 것이다". 따라서 할 일이 없을 때 인생은 지치고 무가치하다(Reilly, 1977)".

그래서 무활동(inactivity)의 상태는 장애를 의미할 수 있다. 개인이 인간과 비인간적 환경 사이에서 상호작용하는 능력과 기술을 상실했을 때 존재(being), 행동(doing) 및 상응(becoming)의 문제가 발생한다. 성취와 안녕의 수준에서 더 낮은 수준으로 움직임이 일어날 수 있다. 예를 들면, '나는 아무것도 하지 못한다(I' m not doing anything)' 라는 글은 건강과 관련된 관점에서 개인마다 그 의미는 다르다. 이것은 일시적인 신체적 게으름, 정신적인 반응, 활동에 참여하는 유용성과 의지, 절망의 감정, 실제적으로 활동을 수행할 수 없는 상태, 또는 이 모두이거나 아니면 모두가 아닌 것을 의미할 수 있다.

건강은 연속선상에 있으며, '아프다(sick)' 라는 정의는 의료적인 해석일 뿐 아니라 개인적인 해석일 수 있다. 감기에 걸렸을 때, 사람들이 수행할 수 없는 활동의 수나 유형은 바이러스에 의해 폐렴에 걸렸을 때와는 다르다. 유사하게도, 팔이 골절되었을 때 대처하는 것은 편마비나 상지절단일 경우의 보상적 활동과는 아주 다르다. 이런 각 예에서 보듯이, 사람들은 어떤 다른 사람들보다 반드시 더 아픈 사람이 아니라, 각 개인이 성취할 수 있는 최적의 수행 수준과 그 개인이 건강에 대해 정의하는 관점이 안녕(well-being)에 중요한 영향을 미친다. 간단히 말하자면, 목적있는 활동에 참여하는 능력은 삶의 질에 영향을 준다. "활동에 참여하는 것과 그 가치는 건강을 유지하고 안녕이라는 의미로 개인적 삶의 질을 조형하고 치료와 재활을 위한 노력으로써 널리 인식되어 있다"(Fidler & Velde, 1999, p.6). 건강(health)과 작업(occupation)사이에는 직접적인 관계가 있다(Christiansen & Baum, 1997, p.14).

활동의 정체: 활동의 인식 유형
UNMASKING THE ACTIVITY: THE ACTIVITY AWARENESS FORM

목적(Objective)

활동 인식 유형(the activity awareness form)을 완성하면서 학생들은 건강한 사람들이 수행하는 활동의 숨겨진 면들을 인식할 수 있어야 한다.

활동 고유의 성질에 대한 이해는 중재를 위한 치료적 적용과 더 나은 분석을 위한 시작 단계이다. 어떤 일이 일어나는지 활동의 표면적 모습에서 숨겨진 면을 찾아내는 것은 매우 어려운 일이다. "목적있는 활동을 하고 있는 사람은 목표 성취에 필요한 과정에 주위를 기울이기보다는 그 목표 자체에 주의를 기울여야 한다"(American occupational Therapy Association[AOTA], 1993). 치료사는 작업과 건강사이에서 활동을 행하는 것(doing)과 존재하는 것(being)의 관계를 이해하고 활동을 수행할 때 일어날 수 있는 부작용을 확인해야 한다.

활동 인식 유형의 목적은 활동의 "행함(doing)"에 무엇이 일어나는지 인식하도록 학생들을 안내(가이드)한다. 참여하는 동안 학생들은 무엇이 나타나는 것보다는 무엇이 일어날 수 있다는 것을 잘 인식하지 못한다(예., 통조림 스프를 열거나 샌드페이퍼로 나무를 문지를 때). 학생들은 활동 인식 유형을 사용함으로써 "행동에 대한 확인"을 하여 활동을 수행하는 동안 그 장면에서 무엇이 일어났는지 직접적으로 반응하게 된다. 또한 이러한 관심은 활동을 수행하는 동안 실제적으로 일어났던 활동에 대해서 이름을 붙이는 활동으로 바뀐다. 예를 들면, "전화 거는 활동을 하는 동안 실제로 일어났던 활동에 대해"전화걸기"라고 명명할 수 있다(유형 1을 보라).

지시사항(Directions)

학생은 활동을 수행하고 활동 인식 유형을 사용할 때 다음 사항들을 지켜야 한다.

- 활동에 의해 일어났던 생각과 감정을 회고하라. 이것은 기억, 욕구, 현재 관심 또는 미래의 희망을 포함한다.
- 활동을 수행하기 위해 요구되는 신체의 일반적인 사항을 인식한다.
- 활동을 수행하는 동안 경험할 수 있는 인지적, 신체적, 정서적 자극을 표현한다.
- 활동을 완수하고 난 후 그 활동의 계속적인 효과에 대해서 확인한다.
- 활동을 하는 동안 개인의 반응을 확인한다.

활동 수행 요소의 확인: 행동 확인 유형 IDENTIFYING THE COMPONENTS: THE ACTION IDENTIFICATION FORM

목적(Objective)

학생은 수행을 완성한 후, 비슷한 활동의 주요 수행단계를 한 문장으로 말할 수 있어야 한다.

위에서 알 수 있듯이, 활동은 그것이 보여주는 것 외에 다른 면을 내포한다. 활동의 수행은 개인에게 사고과정, 신체의 움직임, 다양한 기술과 기능을 요구한다. 활동의 가치를 이해하기 위하여 다음 단계 활동의 일반적인 겉모습과 세부적이고 단계적인 수행요소를 구별하는 것이다. 활동을 수행하는데 요구되는 주요 단계를 살펴보는 것은 "행동(action)"이 일어나는 정확한 지점을 파악하는데 도움이 된다.

객관적인 용어로 행동단계를 기술하는 한 방법으로 '수행하기-무엇을-어떻게 형식(Do-What-How style)'이 있다. 보건관리교육사를 위한 교육개선프로젝트시스템(teaching improvement project system for health care educator : TIPS) 학습 센터의 자료를 근거로 볼 때, 활동의 각 주요 단계는 간단하게 완성된 문장으로 기술된다. 단계들은 순서적으로 기록되는데 할 것을 지시하는 동사로 시작해서, 사람이 수행할 특수한 행동을 수반하고, 동사와 행동을 분명하게 하기 위해 'How' 구문으로 완결한다(center for learning resources, 1979, p. 15). 활동하는 동안 일어나는 행동은 수행 수준에서 무엇이 일어나는지 관찰하여 언어로 기술한다. 활동의 저변 요소가 밝혀지는 것뿐만 아니라 활동이 시작되는 "행위(actions)"에 대해 세심한 주의까지 다루어야 한다.

지시(do)와 행동(what)의 의미는 활동의 기술적인 질을 부사(how)로 설명하는 것보다 분명하게 할 수 있다는 것이다. 그러나 어떻게 활동했는가를 기술하는 부사(adverb)는 행동이 요구하는 질적인 면 혹은 관찰적인 면으로 인식한다. 예를 들면 '천천히 앉으세요(지시, direction)와 클라이언트가 천천히 앉는 것처럼 보였다'(관찰, observation)(유형 2를 보세요) 이다 .

지시사항(Directions)

학생은 다음 유형을 사용하여 활동을 수행할 수 있다.

- 활동을 수행하는데 요구되는 주요한 세부행위를 확인하고 나눈다(10개나 그 이하).
- Do-What-How문장 형식으로 단계를 기록한다.
- 같은 활동을 수행하고 있는 다른 사람들을 관찰하고 기록한다.

토의 질문 DISCUSSION QUESTIONS

1. 근래 당신의 생활에서 가장 많은 시간을 할애하는 활동은 무엇이며, 이 활동은 일 년전 당신의 활동과 어떻게 다른가? 당신의 활동이 학교친구나 선생님의 활동과 어떻게 다른가?
2. 당신의 행동에서 큰 기쁨을 누리고 있는 활동에 대해 생각해 보시오. 그리고 행동을 하지만 기쁨을 누리지 못하는 다른 활동에 대해서도 생각해 보시오. 어떤 과제가 즐겁고 또 어떤 과제가 싫어지게 만드는가?
3. 간단하게, 어떤 행동(action) 단계가 위의 활동 중 어느 하나를 의미하는가? "행하는 것" 의 표면 뒤에 감추어진 면 혹은 숨겨진 면을 구별할 수 있는 활동의 요소는 무엇인가 ?

참고문헌 REFERENCES

American Occupational Therapy Association. (1993). Position paper: Purposeful activity. *American Journal of Occupational Therapy, 47*, 1081-1082.

Center for Learning Resources. (1979). *T.A.S.K. A.C.T. A pre-instructional analysis process. Teaching improvement systems for health care educators*. Lexington, KY: University of Kentucky.

Christiansen, C., & Baum, C. (1997). *Occupational therapy: Enabling function and well-being* (2nd ed.). Thorofare, NJ: SLACK Incorporated.

Fidler, G. S., & Velde, B. P. (1999). *Activities: Reality and symbol*. Thorofare, NJ: SLACK Incorporated.

Fine, S. (1980). *The richness of activity*. AOTA Video.

Meyer, A. (1922). The philosophy of occupation therapy. *Archives of Occupational Therapy*, 1(1), 5.

Reilly, M. (1977). *Play as exploratory learning*. Beverly Hills, CA: Sage Publications.

Trombly, C. A., & Scott, A. D. (1983). *Occupational therapy for physical dysfunction*. Baltimore, MD: Williams & Wilkins.

White, R. (1971). The urge towards competence. *American Journal of Occupational Therapy*, 25(6), 271-280.

유형 1

활동 인식 유형
ACTIVITY AWARENESS FORM

학생 : 예 날짜:

활동 : 전화 걸기

과정 :

지시사항: 방금 수행한 활동을 생각해보면서 가장 먼저 머릿속에 떠오르는 단어로 다음의 문장을 완성하라.

1. 전화하는 활동을 하는 동안 나는 ... 생각하였다.
   오늘 해야 할 일들을 생각하고, 그녀가 집에 있기를 바라면서 그녀가 집을 떠나기 전에 내가 직접 메시지를 전해줄 수 있다고.

2. 전화하는 활동을 하는 동안 나는 ... 느꼈다.
   친구가 전화를 받았을 때 안심하였고 그녀에게 말을 할 수 있음을.

3. 전화를 걸면서 요구되는 신체의 일부분을 생각해 볼 때 ... 필요했다.
   전화 옆에 서기 위한 다리, 전화기를 귀에 대기 위한 어깨 그리고 대화하면서 글을 쓰기 위한 손.

4. 전화를 걸기 위해 나는 ... 것이 필요하다 (정신적, 정서적, 신체적인 면에서).
   그녀의 전화번호를 기억하고, 정확히 번호를 누르며, 전화기에 신호가 가는지 귀기울이고, 친구가 전화를 받을 때까지 기다리며, 서로 필요한 말을 주고받고 그리고 나서 통화를 마치는.

5. 다시 전화를 걸 때, 나는 ... 할 것이다.
   전화기의 번호를 누른 후 그녀에게 말할 항목들을 앞에 두고 앉는다.

6. 전화 걸기를 통하여 나는 ... 깨닫게 되었다.
   메시지를 전달하기 위해 많이 마음 졸였고 말할 항목을 미리 쓰거나 읽어 보는 것은 이야기하는 데 도움이 되었음을.

유형 2

행동 확인 유형
ACTION IDENTIFICATION FORM

학생 : 예 날짜:

활동 : 전화 걸기

과정 :

지시사항: 활동을 선택하고, "Do-What-How" 양식을 이용하여, 이 활동을 수행하기 위해 요구되는 10단계 혹은 그 이하의 단계를 나누어 순서대로 중요한 행동의 목록을 작성하시오. 전화를 거는 다른 사람의 수행을 관찰한 후 그 동작을 반복하시오.

자신의 행동 관찰 (Observation of self)

1. *신중히 전화번호부를 펼친다.*
2. *전화번호를 정확히 찾는다.*
3. *수화기를 안전하게 잡고 든다.*
4. *다이얼 신호가 가는지 주의 깊게 듣는다.*
5. *번호 버튼을 잘 누른다.*
6. *상대방의 착신음을 주의 깊게 듣는다.*
7. *상대방이 받기를 간절히 기다린다.*
8. *'여보세요'를 명확하게 말한다.*
9. *대화를 정중하게 하고 마친다.*
10. *수화기를 안전하게 놓는다.*

타인의 행동 관찰 (Observation of another)

1. *전화번호를 주의 깊게 찾는다.*
2. *수화기를 바로 든다.*
3. *다이얼 신호가 가는지 주의 깊게 듣는다.*
4. *전화번호를 정확히 누른다.*
5. *인내심을 가지고 착신음을 듣는다.*
6. *상대방에게 예의 바르게 말한다.*
7. *대화를 정중하게 마친다.*
8. *수화기를 안전하게 놓는다.*

Notes

Notes

Notes

Notes

단원 4

대상자의 수준에 맞는 활동 수행 분석
Activity Analysis for Expected Performance

목적 OBJECTIVES

이 단원을 학습하면 학생들은 다음을 알 수 있을 것이다.

- 작업치료실행체계(occupational therapy practice framework)와 작업치료실행체계를 활동 분석에 적용하기 위해 도움이 되는 지식을 연습할 수 있다.
- 대상자의 수준(나이, 기능 또는 진단명을 기준으로)에 맞는 활동을 분석할 수 있다.

대상자의 수준에 맞는 활동 수행 분석 ACTIVITY ANALYSIS FOR EXPECTED PERFORMANCE

Rongers(1982)에 의하면, 작업치료사는 작업이나 목적 있는 활동을 치료에 효과적으로 사용하여 건강을 증진시키는 작업의 본질을 깊이 이해할 필요가 있다. 이러한 이해는 책을 읽거나 기계적인 암기에 의해 이루어지지 않는다. 이것은 또한 '정상적인' 작업수행을 경험하고 작업의 치료적 특성을 알며 수행의 결함이 작업에 미칠 수 있는 영향을 인식함으로써 발달할 수 있다.

그렇다면, 작업수행의 개념화(conceptualization)는 어떻게 일어나는가? 작업수행의 개념은 활동의 단계적(step-by-step) 분석을 통하여 발달할 수 있다. 단계적 분석에 의해 학생은 활동을 경험하고, 명확한 내용을 알게 되며, 활동 수행에 요구되는 기술을 분석하게 된다. 예정된 작업수행 분석유형(activity analysis for expected performance form)의 목적은 첫 번째 작업수행의 사고과정을 발달시킬 수 있도록 틀을 제공하며, 어떤 하나의 활동이나 과제를 분석하기 위해 체계적이고 포괄적인 도구로 사용하기 위함이다.

개요 (An overview)

이 세 번째 유형은 활동요약(activity summary), 작업의 수행영역 분석(analyzing performance areas of occupation), 수행기술과 클라이언트 요소의 분석(analyzing peformance skills and client factors), 그리고 수행패턴과 수행배경의 분석(analyzing performance patterns and contexts)등 4가지 섹션(sections)으로 나뉘어진다.

섹션 1: 활동 요약 (Activity summary)

6가지 정보 영역을 확인하고 기술한다. 내용은 다음과 같다.

1. 활동의 제목과 간단한 설명
2. 단계의 순서와 각 단계를 완성하기 위해 소비되는 시간
3. 주의 사항
4. 나이, 교육적 요구사항, 문화와 성별 관련성 등과 같은 특별히 고려할 사항
5. 완성된 활동을 위해 수용할 범주
6. 활동이 요구하는 도구(tools)/장비(equipment), 재료(materials)/공급품(supplies) 그리고 공간(space)과 사회적 요구 등을 포함한 사물(objescts)과의 관련성과 특성

섹션 2: 작업수행영역 분석
(Analyzing performance areas of occupation)

이 섹션에서 활동의 분석(dissection)은 7가지 작업의 영역(performance areas)에 따라 나누어진다. 이들 수행영역은 매일 생활의 특별한 부분에 대한 범주로서 일상생활활동[activity of daily living(ADL)], 수단적인 일상생활활동[instrumental activities of daily living(IADL)], 교육(education), 일(work), 놀이(play), 여가(leisure), 사회적 참여(social participation) 등이다.

섹션 3: 수행기술과 클라이언트 요소의 분석
(Analyzing peformance skills and client factors)

수행기술과 클라이언트 요소 두 섹션으로 되어있다. 수행기술은 기본적인 인간의 기술들로 수행영역을 성공적으로 이루기 위해 필요한 기술이다. 수행기술을 활동의 세 가지 기술적인 면을 설명하였다. 운동기술은 스스로 무엇을 행하는 기술이며, 처리기술은 생각하는 기술이며, 의사소통/상호관계 기술은 수행에 대한 느낌을 감지하는 사회적인 기술이다(Crepeau, 1986). 클라이언트 요소는 클라이언트 내의 잔여요소로서 작업의 영역 내에서 수행에 영향을 줄 수 있다. 클라이언트 요소는 인간 수행의 신체 기능(body function)과 신체 구조(body structures)(예., 해부학적인 면)를 포함한다. 감각운동요소(sensorimotor components)는 무언가를 위해 활동하고 있는 자아(the doing self)를 의미한다. 인지적 요소(cognitive components)는 사고하는 자아(the thinking self)를 말한다, 그리고 심리사회적/심리적 요소(psychosocial/psychological components)는 감정과 사회적 활동의 자아(the feeling and social self)를 내포한다(Crepeau, 1986).

섹션 4: 수행 패턴과 수행배경의 분석
(Analyzing performance patterns and contexts)

이 섹션도 수행 패턴과 수행 배경 두 부분으로 나눠어져 있다. 수행 패턴은 일상 생활 활동과 관련된 행동 패턴으로써 습관(habit), 일과(routines), 역할(roles) 등이 있다. 수행배경(contexts)은 수행영역에서 클라이언트의 참여에 영향을 주는 요소이다. 클라이언트 세계의 활동수행에 영향을 주는 문화, 사회, 사람, 영적, 시간 그리고 가상적인 면 등이 있다.

목적(Objective)

작업분석유형(activity analysis form)을 완성하면, 학생은 활동을 설명할 수 있고, 작업 수행에 결함 없이 수행할 수 있다고 생각되는 요구사항을 제공할 수 있다.

지시사항(Directions)

작업 분석 유형의 완성을 준비하기 위해 학생은 단원 2에서 제공된 '작업분석 과정에 대한 근거(rationale for the activity analysis process)'와 '작업분석의 학습적 접근(learning approach for activity analysis)'의 부분들(sections)을 재검토해야 한다. 작업분석 유형에는 네 가지 섹션(sections)이 있고 다음의 지침에 따라 완성할 수 있다.

섹션 1: 활동 요약은 그 활동에 관한 기본적인 정보를 요구한다. 이러한 정보는 각 항목의 서술자(descriptor) 외에도 목록이나 이야기 양식에 의해 기록되어야 한다.
학생은 다음 사항을 이행할 것이다.

- 활동에 대한 확인과 간단한 설명
- 학생은 활동을 완전히 수행하기 위한 활동 순서와 수용 기준을 확인
- 학생은 활동을 수행하는 데 관련된 주의 사항과 고려사항을 확인
- 학생은 완성 프로젝트에 대한 수용 기준을 제공
- 학생은 활동을 수행하는데 필요한 물품, 장비 그리고 환경에서 요구된 사항을 서술

섹션2-4: 작업수행 영역, 수행기술, 클라이언트 요소, 패턴 그리고 수행배경에 대한 분석을 한다.
학생은 다음 사항을 이행할 것이다.

- 작업치료 실행 체계의 영역을 반영하여 현재 작업치료에서 사용하는 용어를 사용하여 활동을 기술하고 분석한다.
- 수행 영역, 수행기술, 클라이언트요소, 클라이언트가 수행하는 활동의 패턴과 수행배경을 검사한다.

예에서 보듯이, 학생은 일상생활활동의 수행영역 특히 칫솔로 이빨 닦기 같은 과제(task)를 분석하도록 요구받을 수 있다. 학생은 치장하기(grooming) 과제를 수행하는데 필요한 각각의 범주를 간단히 설명하여야 할

것이다. 학생들은 범주의 목록을 통한 처리과정으로 정상적으로 활동을 수행함으로써 과제를 완수할 수 있도록 적용할 범주를 고려해야 할 것이다.

분석을 통해서 학생들은 활동을 수행하고 학생들이 기대한 반응을 확인하며, 설명하고 기록할 수 있다고 가정할 수 있다. 섹션 1에서는 활동 요약(activity summary)이 분석되어져서 활동의 실제 수행을 단지 설명한다는 것을 기억해야 한다. 예를 들면, 만약 "칫솔질 하기" 활동이라면 학생은 도구와 재료를 같은 장소에 함께 모아야하고 칫솔질을 위해 준비가 되어져야 한다. 섹션 1에서 설명된 활동의 주요 범위는 다른 섹션에서 요구되는 반응을 결정한다.

유형 3에 따라 활동 분석을 전화걸기 활동을 예로 설명하였다. 첫 번째와 세 번째 사람이 이 유형을 제공받게 됨에따라, 학생들은 다른 관점에서 분석될 수 있다는 것을 알 수 있게 될 것이다. 공백 부분(blank forms)이 있는 유형은 부록 C와 동반된 웹사이트(9장)에서 얻을 수 있다.

토의 질문 DISCUSSION QUESTIONS

1. 수행영역, 수행기술, 클라이언트 요소, 패턴, 그리고 수행배경에 대한 주요 범주를 확인하고, 이들 사이의 관련성은 무엇인가?
2. 분석을 시작하기 전 섹션 1에서는 왜 활동을 기술하도록 요구하는가?
3. 당신은 활동을 분석했을 때 어떻게 느끼는가? 당신은 무엇을 생각하였는가?
4. 작업 분석이 앞으로 치료사로서 당신을 도와줄 수 있다는 것을 어떻게 알 수 있는가?

참고문헌 REFERENCES

American Occupational Therapy Association. (2002). Occupational therapy practice framework: Domain and process. *American Journal of Occupational Therapy*, 56(6), 609-639.

Crepeau, E. L. (1986). *Activity programming for the elderly*. Boston: Little, Brown & Co.

Rogers, J. C. (1982). The spirit of independence: The evolution of a philosophy. *American Journal of Occupational Therapy*, 36, 709-715.

유형 3

대상자의 수준에 맞는 활동 수행 분석
ACTIVITY ANALYSIS FOR EXPECTED PERFORMANCE

학생 : 예 날짜:

활동 : 전화 걸기

과정 :

섹션 1: 활동 요약(Activity Summary)

지시사항: 아래 목록에 있는 사항들에 응답하시오.

A. 활동의 이름과 간단한 설명

영화를 보러가기 위해 책상 위 전화기를 사용하여 친구와 약속을 잡기 위한 전화걸기.
학생은 수화기를 들고, 번호를 누르며, 친구에게 메시지를 전달하고 대화를 마칠 것이다.

B. 주요 단계의 순서(10단계 이하: 각 단계를 완성하는 데 걸리는 시간)

1. 편안하게 의자에 앉는다	*3초*
2. 전화번호부에서 정확하게 번호를 찾는다.	*30초*
3. 수화기를 조심스럽게 든다.	*2초*
4. 주의깊게 발신음을 듣는다.	*2초*
5. 정확하게 전화번호를 누른다.	*10초*
6. 참을성을 가지고 응답을 기다린다.	*7초*
7. 상대방에게 또박또박 말한다.	*15분*
8. 정중하게 대화를 마무리 한다.	*5분*
9. 수화기를 아래에 안전하게 놓는다.	*2초*
	전체 시간 : 약 21분 (20분 56초)

C. 주의사항(주요 단계를 다시 보시오)

학생은 제한 시간(time constraints)이 있다는 것을 알고 있어야 하고 대화를 적당하게(limit)할 필요가 있다.

D. 고려사항(나이, 교육정도, 문화적 관련, 성별, 기타)

학생은 전화걸기에서 자기 나이에 맞는 대화 내용의 경험을 가지고 있다. 문화적으로 학생은 하루 중 어떤 시간에 전화를 해야되는지에 대해 알 필요가 있고 상대방에게 정중히 대화를 할 필요가 있다.

E. 완성된 프로젝트의 수용 기준

대화의 목적을 완성하고, 수화기를 처음에 있던 곳에 놓아야 한다.

F. 활동 요건들

1. 물체들과 그들의 특성(properties)

   a. 도구/장비(비소모품), 비용 그리고 구매장소(source)

유형 3

대상자의 수준에 맞는 활동 수행 분석 (계속)
ACTIVITY ANALYSIS FOR EXPECTED PERFORMANCE

전화기, 10달러, 월마트
책상과 의자, 70달러, 월마트
전화번호부, 3달러, 월마트

b. 재료/공급(소모품), 비용 그리고 구매장소(source)
전화선 신청, 20달러, Ameritech
전화비, 1달러, AT&T

2. 장소 요건
활동은 실내온도가 적절히 유지된 조용한 방에서 책상 뒤 의자에 앉아 실행된다.

3. 사회적 요건
학생은 전화할 때(예, 주의깊게 듣기, 예의바르게 대답하기, 다른 사람들의 역할을 생각하여 알기 등) 전화 예절을 숙지해야 한다.

섹션 2: 작업의 수행 영역 분석
(Analyzing Performance Areas of Occupation)

A. 일상생활활동(activities of daily living: ADL)

1. 목욕/샤워(bathing/showing)
2. 대소변 관리(bowel and bladder management)
3. 옷 입고 벗기(dressing)
4. 먹기(eating)
5. 식사하기(feeding)
6. 기능적 이동(functional mobility)
7. 개인용품 관리하기(personal device care)
8. 개인위생 및 몸치장(personal hygiene and grooming)
9. 성관련 활동(sexual activity)
10. 수면/휴식(sleep/rest)
11. 화장실 위생(toilet hygiene)

유형 3

대상자의 수준에 맞는 활동 수행 분석 (계속)
ACTIVITY ANALYSIS FOR EXPECTED PERFORMANCE

B. 수단적인 일상생활활동(instrumental activities of daily living: IADL)
1. 다른 사람 돌보기(care of others)
2. 애완동물 돌보기(care of pets)
3. 자녀 양육(child rearing)
4. 의사소통매체사용(communication device use)
   전화는 다른 사람에게 정보를 전달하기 위해 사용된다.
5. 지역사회 이동(community mobility)
6. 재정관리(financial management)
7. 건강관리 및 유지(health maintenance and maintenance)
8. 가정관리 및 유지(home maintenance and maintenance)
9. 식사 준비 및 설거지(meal preparation and cleanup)
10. 안전조치 및 응급상황 대처(safety procedures & emergency response)
11. 쇼핑(shopping)

C. 교육(education)
1. 공교육 참여(formal education participation)
2. 교육적 욕구 및 흥미 탐색(exploration of informal personal educational needs or interests)
3. 사교육 참여(informal personal education preparation)

D. 일(work)
1. 구직 관심 및 찾기(employment interest and pursuits)
2. 구직 탐색 및 취업(employment seeking and acquisition)
3. 직업 수행(job performance)
4. 퇴직 준비 및 적응(retirement preparation and adjustment)
5. 자원봉사 탐색(volunteer exploration)
6. 자원봉사 참여(volunteer participation)

유형 3

대상자의 수준에 맞는 활동 수행 분석 (계속)
ACTIVITY ANALYSIS FOR EXPECTED PERFORMANCE

E. 놀이(play)
1. 놀이 탐색(play exploration)

2. 놀이 참여(play participation)

F. 여가(leisure)
1. 여가 탐구(leisure exploration)

2. 여가 수행(leisure participation)

G. 사회참여(social participation)
1. 지역사회(community)

2. 가족(family)

3. 동료, 친구(peer, friend)
사회적 출구로 친구들과 대화한다.

섹션 3: 수행기술과 클라이언트 요소 분석
(Analyzing Performance Skills and Client Factors)

Part I. 수행 기술 (performance skills)

A. 운동 요소(motor skills)
1. 자세(posture)(안정성, 정렬, 위치: stabilizes, aligns, positions)
나는 앉아서 전화를 거는 동안 균형을 유지할 수 있다; 나는 전화로 대화를 하는 동안 마루에 발을 놓고 바로 앉아 있을 수 있다.

2. 이동성(mobility) (걷기, 뻗기, 구부리기: walks, reaches, bends)
뻗기 동작을 하기 위해 팔꿈치, 몸통, 어깨, 그리고 몇 개의 큰 근육 움직임을 요구한다.

3. 협응력(coordination) (협응, 조작, 유연성; coordinates, manipulates, flows)
전화번호 책, 수화기 들기, 숫자 다이알을 돌릴 때 이 기능은 필요하다.

4. 힘과 노력(strength and effort)(움직이기, 이동, 들기, 측정하기, 잡기; moves, transports, lifts, calibrates, grips)
근육들은 과제를 수행하는데 부드러운 방법으로 움직여 팔과 손을 쓰도록 하게 한다.

5. 에너지(energy)(지속하기, 속도유지; endures, paces)
전화기를 잡고 유지하기에 충분하도록 적절한 지구력이 필요하고 대화를 유지할 수 있으며, 또한 적어도 10분 정도는 유지할 수 있어야 한다.

유형 3

대상자의 수준에 맞는 활동 수행 분석 (계속)
ACTIVITY ANALYSIS FOR EXPECTED PERFORMANCE

B. 처리기술(process skills)

1. 에너지(energy)(속도유지, 주의력; paces, attends)
전화번호 책에 있는 숫자를 확인할 수 있을 만큼 충분히 명료하며 전화걸기 과제를 완전히 수행할 수 있다. 나는 내가 전화를 걸려는 사람이 어디에 있고, 누군지를 알 수 있으며, 하루 중 어느 때 전화를 걸어야하는지 알 수 있으며 적합한 시간에 전화를 해야하는지 하지말아야하는지를 안다. 나는 내가 이전에 했던 과제인지 혹은 익숙한 과제인지를 인지할 수 있을 뿐만 아니라 사람의 목소리를 알 수 있다. 적절한 주의력으로 전화걸기 과제를 완수할 수 있다.

2. 지식(knowledge)(선택, 사용, 다루기, 주의, 요구; chooses, uses, handles, heeds, inquires)
나는 친구에게 전화할 필요를 인식하며 무슨 말을 해야할지, 그에게 이메일을 해야할지 혹은 기다려야 할지를 알리고 전화걸기에 대한 의사결정을 해야 한다. 전화를 거는 절차와 우리의 의사결정 결과에 대한 대화를 확인해야 한다.

3. 시간의 조직화(temporal organization)(시작, 지속, 순서, 종료; initiates, continues, sequence, terminate)
나는 책상에 앉아있을 수 있는 충분한 능력과 지식이 있으며, 전화번호 책을 열고, 나의 친구에게 대화를 하기 위한 전화걸기 과제를 시작하기 위해 전화번호를 누를 수 있다. 나는 적절한 시간 내에 대화를 끝마칠 수 있어야 한다. 전화를 거는 목적과 과정을 위해서 다시 전화할 수 있다(예., 활동을 완료할 수 있도록 필요한 단계적 순서를 가진다). 나는 요구에 적합하도록 전화걸기에 필요한 모든 단계를 수행할 수 있다.

4. 공간 및 사물의 조직화(organizing space and Objects)(찾기/위치, 모으기, 구성하기, 복원하기, 조정하기; searches/locates. gathers, organizes, restores, navigates)
나는 정확하게 이름과 전화번호를 찾기 위해 전화번호부에서 알파벳 순서를 따라 이름을 찾을 수 있다. 나는 "전화걸기"와 관련된 개념을 부호화 할 수 있으며, 대화하는 동안 내 생각을 정리함으로써 계속적으로 정보를 입력하고 출력할 수 있다.

5. 적응(adaptation)(인식/반응, 순응, 조절, 이익; notice/responds, accommodates, adjusts, benefits)
나는 친구의 의견에 반응할 수 있으며, 말하는 용건에 대해서 동의하며, 나의 행동과 말을 조절하고, 친구의 이야기를 들어서 도움을 얻으며, 만나는 시간에 대하여 합의를 이끌어 낼 수 있다.

C. 의사소통/상호작용 기술(communication/interaction skills)

1. 신체적(physicality)(접촉, 응시, 몸짓, 행동, 방향, 자세; contacts, gazes, gestures, maneuvers, orients, posture)
나는 전화기를 만지기 위해 신체를 사용하며, 정보를 지속시키기 위한 필요성과 스스로의 판단으로 영화 시간표와 전화번호부 메모지를 사용 할 수 있다.

2. 정보 교환(information exchange)(발음, 주장, 질문, 참여, 표현, 조절, 공유, 말하기, 유지; articulates, asserts, asks, engage, express, modulates, shares, speaks, sustains)
나는 구두 기술과 능동적인 듣기를 통하여 친구와 상호작용을 할 수 있다.

유형 3

대상자의 수준에 맞는 활동 수행 분석 (계속)
ACTIVITY ANALYSIS FOR EXPECTED PERFORMANCE

3. 관계(relations)(협력, 순응, 초점 맞추기, 관계형성, 존중; collaborates, conforms, focus, relates, respects)
나는 나의 친구와 협력적이며 우리의 의사결정에 집중하며, 동시에 그녀의 의도를 존중할 수 있다.

Part II. 클라이언트 요소 (client factors)

A. 신체기능범주(body function categories)

1. 정신기능(mental fuctions)(정서, 인지, 지각; affective, cognitive, perceptual)

a. 전반적인 정신기능(grobal)(의식, 지남력, 수면, 기질 및 성격, 에너지와 욕구; consciousness, orientation, sleep, temperament, and personality, energy and drive)
나는 내가 무엇을 하는지 알고, 사람, 장소, 시간 자신 혹은 다른 사람을 둘러싼 모든 환경을 인식한다. 나는 친구가 무엇을 말하든 열린 마음이며, 이 활동을 관리하기 위해 정서적 안정화를 이룰 수 있다. 나는 전화를 걸어야 하는 동기가 있으며, 다양한 이유로 우정을 가치있게 생각하지만 같은 취미를 공유하지 않는다.

b. 특정 정신 기능(specific)(집중력, 기억력, 지각기능, 사고력, 고차원적 인지기능, 언어기능, 계산능력, 복잡한 움직임, 심리운동기능, 정서, 시간과 자신에 대한 경험; attention, memory, perception thought, higher-level cognition, language, calculation, motor, planning, psychomotor, emotional experience of self and time)
나는 전화 걸기를 위해서 내 몸의 기능을 이용할 수 있다(예, 전화걸기 과제를 마치기 위해 요구되는 시간동안 활동에 주의를 집중하기 위해서, 정확하게 영어를 사용하기 위해서 전화기와 전화번호부를 다루며, 전화로 이야기하는 동안 안정된 상태를 유지하며, 하루 중 전화하는 시간과 스스로에 대해서 인식하는 것).

2. 감각 기능과 통증(sensory function and pain)

a. 보기(seeing)
환경을 둘러보고 인식하기, 전화기에 집중하기, 전화번호를 읽기

b. 듣기/전정감각(hearing/vestibular)
친구와 대화 내용을 듣고 전화기를 통해서 들리는 자신의 목소리를 듣기; 나는 전화기를 사용하는 동안 균형을 유지하며 앉아있을 수 있다.

c. 기타감각(others)(미각, 후각, 고유수용성감각, 촉각, 구별감각; taste, smell, proprioception, touch, discrimination)
고유수용성감각은 책상에서 내 몸이 어디에 있는지 위치를 알 수 있게 하며, 나의 손에 있는 전화기를 느낄 수 있게 하며, 정확하게 내 귀에 전화기를 가져갈 수 있다. 나는 전화기의 접촉을 알 수 있으며, 전화기 자체에서 느껴지는 감각을 구별할 수 있다.

d. 통증(pain)

유형 3

대상자의 수준에 맞는 활동 수행 분석 (계속)
ACTIVITY ANALYSIS FOR EXPECTED PERFORMANCE

3. 신경근육골격계 및 움직임과 관련된 기능(neuromusculoskeletal and movenet-related function)
   a. 관절 및 뼈(joint and bones)(운동성, 안정성; mobility, stability)
   관절은 앉아 있는 자세에서 안정되게 유지하도록 해 준다.

   b. 근육(힘, 긴장도, 지구력; power, tone, endurance)
   근력은 중력에 대항하여 수화기를 귀에 대고 전화번호 버튼을 누르기에 충분하다.

   c. 움직임(movement)(운동반사, 반응, 수의적인 움직임, 불수의적 움직임, 보행; motor, reflex, reactions, voluntary gait, involuntary gait)
   반사와 반응은 자율적인 움직임을 위해 정상적이여야 한다.

   d. 심혈관계 조혈계, 면역계, 호흡계(cardiovascular, immunological and respiratory)
   이들의 모든 기능은 정상적인 범위로 작용하고 활동을 할 수 있게 한다.

   e. 목소리와 언어(voice and speech)
   전화걸기 활동에 능동적으로 참여할 수 있게 한다.

   f. 소화계, 대사계, 내분비계(digestive, metabolic, and endocrine)

   g. 비뇨기계, 생식기계(gentourinary and reproductive)

   h. 피부, 모발, 손발톱(skin, hair, nails)

B. 신체 구조 범주(body structure categories)
1. 신경계(nervous system)
   이들 구조는 정상적이며 수의적 움직임을 위한 기능을 가능하게 한다.

2. 눈, 귀, 관련된 구조(eye, ear and related structure)
   이들 구조는 보고 듣기를 가능하게 한다.

3. 목소리와 언어(voice and speech)
   이들 구조는 내가 정확하게 대화할 수 있게 한다.

4. 심혈관계, 면역계, 호흡계(cardiovascular, immunological and respiratory)
   이들 구조는 최소의 에너지로 활동에 참여할 수 있게 한다.

5. 소화계(digestive)

6. 비뇨기계, 생식기계(gentourinary and reproductive)

7. 운동(movement)
   물건을 다룰 수 있게 하고 내 몸이 활동이 요구하는 것에 대하여 반응하도록 조절을 촉진한다.

유형 3

대상자의 수준에 맞는 활동 수행 분석 (계속)
ACTIVITY ANALYSIS FOR EXPECTED PERFORMANCE

8. 피부와 관련된 구조(skin and related sructure)
   이들 구조가 정상일 때, 촉각, 고유수용성 그리고 분별을 가능하게 한다.

섹션 4: 수행 패턴과 수행 배경 분석 (Analyzing Performance Patterns and Contexts)

Part I. 수행 패턴 (performance pattern)

A. 습관(habits)
일상생활에서 수행을 지지하며, 삶의 만족에 기여한다.

B. 일과(routines)
전화걸기는 단계를 가진 활동이다.

C. 역할(roles)
친구의 역할과 교우 관계

Part II. 수행 배경 (performance context)

A. 문화(cultural)
전화걸기에 대한 관습과 이 활동의 일반적 행동을 하는 것은 환경적 배경의 한 부분이다.

B. 물리적(physical)
필요한 모든 물체들은 내가 수화기로 대화를 할 수 있게 연결해 준다(예., 책상, 의자, 전화기, 그리고 전화번호부)

C. 사회(social)
전화하는 것은 친구와 사회적 배출구로 이용할 수 있는 서비스이다.

D. 인적(personaal)
나는 25살로 대학에 다니는 여학생이며, 전화걸기와 같은 과제를 다룰 수 있다.

E. 영적(spirtural)
친구와 전화걸기의 관련성은 나에게 의미가 있다.

F. 시간적(temporal)
나는 학교 생활동안 저녁에도 전화 걸 수 있는 젊은이이다.

G. 가상적(virtural)
전화걸기는 신체적 접촉없이 만날 수 있는 의미있는 활동이다.

Notes

Notes

Notes

Notes

Notes

제 Ⅲ 부
(Module Ⅲ)

활동의 치료적 활용
Therapeutic Utilization of Activity

단원 5

활동의 등급화와 적용
Activity Gradation and Adaptation

따라서 작업치료 최고의 공헌은 개인의 요구와 능력을 최대한 일치하도록 하는 것이다.
(Chistiansen & Baum, 1997, p. 40).

목적 OBJECTIVES

이 단원을 학습하면 학생은 다음의 사항들을 알 수 있다.

- 작업치료 중재에 적용되는 등급화(grading)와 적용(adapting)의 용어를 정의할 수 있다.
- 활동을 등급화하고 적용하는 것이 환자 수행 개선에 어떻게 작용할 수 있는지를 설명할 수 있다.
- 각각의 작업수행 영역에서 등급화된(graded) 활동의 예를 제시할 수 있다.
- 각각의 작업수행 영역에서 적용(adaptation)의 예를 제시할 수 있다.
- 활동의 등급화 및 적용과 관련된 서비스를 제공할 때 전문(specialty) 영역을 재인식할 수 있다.

활동을 수행하기 위한 방법을 전반적으로 이해함으로써 학생은 클라이언트가 특별히 요구하는 것을 해결하기 위해 활동을 등급화하거나 적용할 수 있도록 그 방법을 알아야 한다. 분석을 통해 알 수 있듯이 활동을 등급화하거나 적용화하는 방법이 한 가지만 있는 것이 아니다. 클라이언트의 수행을 변화시키기 위해 중재과정에서 등급화와 적용화를 사용한다. 치료사는 분석을 통해 활동 속에 있는 내적가치를 측정하고, 그 다음 활동이 환자의 잠재적 가치를 계발할 수 있도록 활동을 등급화시키거나 적용할 수 있다(Trombly & Scott, 1977, p. 243). 이 단원에서는 활동을 등급화하고 적응하는 접근방법을 몇 가지 소개할 것이다.

"작업치료사는 개인으로부터 어떤 특별한 반응을 유도하고 그의 수행을 성공적으로 발전시키기 위해 선택한 활동을 등급화하거나 적용시킨다"(AOTA, 1993: American occupational Therapy Association). 이 단원의 목적은 등급화는 수행하는 무엇인가에 대한 복잡함을 변화시키는 것이며 적용은 활동을 수행하기 위해 사용된 사물을 수정하고 대체하는 것을 말한다.

등급화 GRADING

활동의 등급화는 일상생활의 한 부분이다. 일상에서 할 일의 목록을 만들고 그것들이 완성되었는지 검토하는 것이 등급화된 활동(a graded activity)이다. 또 다른 예로는 빨래감을 세탁기에 넣기 전에 연한 색과 짙은 색으로 분류하는 것을 말할 수 있다. AOTA(1993)에서 발표한 내용으로:

> *활동의 등급화는 수행요구를 점차적으로 증가시키거나 감소시키기 위해 주어진 활동의 과정, 도구, 재료, 환경을 점진적으로 변화시켜 환자의 능력을 도전하게하는 것이다. 이런 점진적 수정은 개인의 역동적 변화라는 결과를 가지고 오며 점진적인 기술 개발의 기회와 치료적 이익을 제공한다(AOTA, 1993).*

등급화는 크기, 질 또는 강도의 비율을 적절하게 조정

하고 배치하는 것을 의미한다. 등급화는 특정한 과제가 얼마나 많이 수행되었는지를 측정함으로써 비교될 수 있다. 대부분의 학생들은 학교에서 "등급화하기"를 경험한다 즉, 평준에 비해 얼마나 차이가 있는지 측정한다. 등급화는 목표를 설정하고 그 목표를 달성하기 위한 방법을 찾기위해 한 발자국 물러서는 것이라 할 수 있다. 즉, 목표에 도달하기 위한 단계의 수, 각 등급에서 소요되는 시간, 등급을 수행하기 위해 요구되는 세부사항 등이 있다. 어떤 의미에서, 등급화는 활동분석을 역행하는 것이다. 활동을 수행하는 것이 등급화의 목표이다. 이러한 도전은 활동에 내재된 어떤 특수한 장점과 단점을 비춰볼 때 환자가 그것을 어떻게 할 것인가에 있다. 적절한 수단을 결정하는 전문가와 전문적인 경험을 가진 치료사는 그 목표를 성취하기 위해 사용할 방법을 선택한다. 활동을 등급화하는 것은 클라이언트가 활동을 성공적으로 수행하기 위해 활동에 대해 등급(stage)을 설정하는 것이라 할 수 있다.

다음은 등급화에 대한 일반적인 예이다.

- 긴 활동을 한 번에 모두 실행하기보다는 작은 단위로 나눈다. 예를 들면, 한 번에 7장을 모두 읽으려 시도하는 대신에 주말 저녁마다 읽을 장을 할당하여 한 장 씩 읽도록 하는 것이다.
- 항목을 일반적인 일의 영역(general work area)에서 활동을 하는 것 보다는 활동의 특성에 따라 알맞은 장소에 배치하고 정연하게 각 항목을 조직화한다. 예를 들면, 책상 위에 있는 필기도구와 종이를 우세손 쪽에 놓는다.
- 프로젝트의 완성을 위해 더 가벼운 재료나 도구를 사용하여 필요한 에너지의 양을 바꾼다. 예를 들면, 책장을 만들 때 강목대신에 연목(소나무나 포플러)을 사용하고 나무를 자를 때 수동톱 대신 자동톱을 이용한다.
- 활동 반복의 횟수를 증가시키거나 감소시킨다. 예를 들면, 지구력을 증진시키기 위해 먼 거리를 걷거나 손목 신전근을 이완하기 위해 키보드 사용을 줄인다.

등급화의 다른 방법은 정상적인 성장과 발달에 대한 과정을 비교하여 설명할 수 있다. 유아는 정상적으로 실제 전화기나 장난감 전화기를 가지고 놀 수 있는데, 다이얼을 돌리거나 버튼을 누르거나, 수화기를 잡고, 상상속의 친구와 말을 하고, 전화기를 다시 내려 놓는 것과 같은 행동을 할 수 있다. 어린이가 성장하면서, 정확하게 전화번호를 알아내고, 이들 전화번호 숫자들의 의미를 이해하고, 잘 듣고 대답할 수 있는 기술 등을 포함하여 전화를 기계적으로 그리고 적절하게 사용하는 것은 중요하다. 이후에 추가적인 기술로 알파벳 순서에 의해 전화번호를 찾고, 전화를 하고 또 전화를 받으며, 정중하게 반응하고, 시간이나 대상에 따라 전화대화를 제한하기도 하며, 전화발송(call forwarding)과 같은 전화옵션 시스템을 조작할 수 있다. 그리고 장거리 전화나 신용카드를 이용하여 전화를 할 수 있다. 유아기때에는 이런 성인의 수준처럼 전화걸기 활동을 하리라고 기대하지 않는다. 작업치료사는 개인의 능력에 적절한 활동을 등급화(grading)하여 과제에 적응하고 숙달되도록 장비설치나, 기회 및 수단을 제공해준다.

예를 들면, 발작(seizure) 이후 문제해결 능력과 약간의 정신적 혼란을 경험하고 있는 클라이언트가 목적있는 활동으로써 미용실에 예약을 위해 전화를 건다. 치료사는 클라이언트의 요구에 기초해서 아래와 같이 활동의 한 쪽 끝에서부터 연속상에 있는 활동을 등급화 할 수 있다.

- 우선 클라이언트가 사용할 항목을 한 곳에 모두 모아놓고, 클라인언트에게 활동에 수행하는데 요구되는 모든 항목을 찾아내거나, 찾아서 가지고오게 하는 등의 점진적인 변화를 준다.
- 처음에 클라이언트가 활동을 완성하는데 걸리는 시간적 제한은 없지만 점차적으로 활동을 수행하는데 걸리는 시간에 제한을 준다.
- 처음에 주위의 방해없이 조용한 방에서 일을 하다가 점차 소음의 방해를 받으면서 일을 한다.
- 처음에 언어적 지시(verbal cueing)나 지시카드(a written sequence of steps)를 제공하다가 점차 자신 스스로 시작하는 활동으로 바꾼다.
- 처음에 역할 모델로 전화걸기를 하다가 점차 즉흥적이고 독립적인 수행으로 바꾼다.

활동 등급화는 치료사가 클라이언트의 수행 수준을 증가시키기 위해 사용된다. 대부분의 활동들은 다양한 중복된 기술이 사용된다. 전화걸기의 예처럼, 활동분석은 이러한 활동을 수행할 때의 수행기술, 수행패턴, 수행배경, 활동 요구 그리고 클라이언트의 요구와 같은 정보를 제공한다. 또한 과제의 특징들을 확인하고, 그 특징들은 활동을 등급화하는데 중요한 정보를 제공한다. 배경의 점진적인 변화를 통하여 클라이언트는 작업 수행이 점차적으로 향상되는 의미있는 경험을 제공 받는다. "일반적인 규칙으로 볼 때, 클라이언트가 과제를 완성할 수 있고 더 나은 발전이 요구될 때 더 높은 등급의 활동을 수행해야 한다. 하지만 클라이언트가 수행에 어려움을 가지고 있을 때에는 활동의 등급을 낮추어야 한다"(Levine & Brayley. 1991, p. 610).

심장재활 병동의 등급별 운동과 활동 프로그램을 고려해보자. 첫 번째 중재 세션에서 클라이언트의 사지에 수동관절 운동을 적용시키고 이 활동에 적절한 호흡 기술을 가르칠 수 있다. 클라이언트에게 구강 위생을 수행하도록 하고 침대를 45°로 높여 팔을 지지하면서 스스로 숟가락질을 하도록 한다. 하지만 목욕하기와 옷입기의 활동은 간호를 받아야 한다. 네 번째 세션에서 클라이언트의 침대를 45°로 높여 사지에 능동관절 운동을 적용시킬 수 있도록 한다. 클라이언트는 상체 앞부분을 씻을 수 있고 침대용 변기(bedside commode)를 사용한다. 여덟 번째 세션에서 클라이언트는 1~2파운드 무게를 들고 서서 스스로 관절운동을 수행하고 보조를 받으면서 욕조에 들어가고 나오며 목욕 후 독립적으로 옷입기를 수행한다. 이런 점차적인 작업수행의 증가는 문서로 기록될 수 있고 등급화(grading)의 사용을 잘 설명해야한다.

클라이언트의 작업력(occupational history)을 아는 것은 활동의 단계화를 결정하는데 중요한 기초가 된다. 개인의 불안, 흥미 정도 그리고 치료에 대한 기대는 치료사가 수행을 증가시키기 위해 초점을 어디서 어떻게 둘지 결정하는데 도움을 준다. 위에서 제시한 예처럼, 예약을 위한 전화걸기 활동을 고려할 때, 그것이 가정주부에게는 드문 과제지만 행정비서에게는 아주 중요하고 잦은 업무로 그 범위를 생각할 수 있다. 다양한 활동에서 활동의 특정한 요소를 수행하는 것과 개인의 작업 욕구의 한 부분으로써 하나의 활동을 성공적으로 수행하는 것 사이의 의미를 생각해볼 때 이 두 가지를 구분하는 것은 중요하다.

등급화의 또 다른 면은 작업치료 중재를 어디서 시작해야 하는지를 살펴보는 것이다. 클라이언트를 평가할 때, 기능에 따른 클라이언트의 능력을 "등급화" 하는데는 다양한 종류의 표준유형이 있다. 클라이언트의 문제는 구강위생, 식사하기, 옷입기 또는 가사일하기와 같은 기능적 과제를 수행하는 것을 관찰함으로써 주의집중, 기억력, 시작하기(initiation), 안전과 판단, 문제 해결, 시각적 추적, 신체인식 그리고 운동계획 등에서 문제의 원인을 찾을 수 있다. 치료사는 클라이언트의 수행을 등급화함으로써 보다 정확하고 세부적으로 장애를 확인할 수 있다. 클라이언트가 작업수행의 요구를 점차적으로 증가시키고 연이은 세션에서 성공적으로 수행하는 그 시점에서 중재는 시작된다.

작업치료 중재에서 사용되는 모든 활동은 등급화 될 수 있다. 그러한 선행 조건과 더불어 사용된 모든 활동은 클라이언트의 경과를 증명할 수 있는 가능성을 가지고 있다.

적용 ADAPTATION

이 책에서 작업치료의 "적용"이란 용어 사용에 대한 역사적이고 개념적인 배경을 모두 다룰 수는 없지만, 학생교육에서 중요한 한 부분을 차지한다. 추가적인 학습을 위해 이 단원의 마지막에 참고문헌 목록을 제공하였다. 한마디로, 실제적인 작업치료의 모든 목표는 클라이언트의 건강과 안녕을 증가시키기 위한 적용의 반응을 촉진하는 것이다.

무엇을 적용이라고 하는가? 간단히 말하면, 활동을 더 쉽게 하도록 하는 그 무엇이다. 기술적으로 볼 때, 적용이란 사람들이 살고 있는 환경에서 더 잘 살 수 있도록 구조, 기능 또는 유형을 변화시켜 제공하는 것을 말한다. 이 책의 목적을 위해 적용이란 용어는 아래의 정의대로 사용하고 있다.

> *치료적 적용(therapeutic adaptation)이란 자조활동, 일 그리고 놀이/여가 활동 수행을 보조하는 물리적 환경의 설계와 재구조화를 말하는 것이다. 또한 적용은 장비를 선택하고, 구하며, 적절하게 맞추고 제작하는 것을 말하며, 클라이언트나 가족 및 관련자들이 장비를 적절하게 사용하고 관리하도록 교육시키는 것을 포함한다. 이것*

은 또한 정확한 맞춤, 위치, 사용을 위해 약간이 라도 수리하고 개조하는 것을 포함하고 있다 (AOTA, 1979).

적용은 우리 주위에서 매일 일어난다. 우리는 인간이기 때문에 활동을 능률적이고, 효과적이며 효율적으로 수행하는 방법을 끊임없이 연구한다. 다음은 적용의 몇 가지 예이다:

- 지갑 덮개를 빨리 닫기 위해 벨크로를 사용한다.
- 빠른 회상을 위해 코딩파일(coding file)에 색깔을 칠한다.
- 필요하면 카셋트의 외래어 구문을 동작(play)/멈춤(pause)/반복(repeat)으로 표기한다.
- 옷 패턴을 확인하기 위해서 옷감 일부를 안전핀으로 꽂아둔다.
- 일하는 동안 불쾌한 자극을 없애기 위해 워크맨을 착용한다.
- 열쇠를 정확히 찾기 위해 각 열쇠표면에 다른 재질을 붙인다.

적용은 활동을 수행하는 데 사용되는 도구나 기술의 변화를 요구한다. 치료사는 클라이언트의 능력을 보완하는 기능을 갖도록 설계된 특정한 수행 요소를 대신할 수 있는 장치(device)의 사용여부를 결정해야 한다. 이동(transfers)을 쉽게 하기위해 목욕탕에 손잡이(grab bar)를 설치하거나 채소를 자르기 위해 양손 기능을 대신할 수 있는 고정도마(stationary cutting board)를 사용하는 것이 적용의 한 예이다.

적용은 활동의 결과를 변화시키지는 못하지만 클라이언트의 능력 범위 내에서 활동을 성취하기 위한 수단을 목적에 맞게 변경시킨다. 반신부전마비나 뇌손상으로 인한 기억력 손상 또는 심한 우울증을 가지고 있는 클라이언트에게는 전화번호를 찾고 다이얼을 돌리는 것이 어려운 과제일 수 있다. 이 과제에서 적용은 전화번호부를 제자리로 놓기 위해 Rolodex를 설치하거나, 전화기 콘솔의 재통화(redial) 사용 방법을 학습하거나 또는 일반 수화기 사용 대신에 헤드폰을 장착한 전화기를 사용할 수 있다.

어떤 경우에는, 치료사가 중재에서 사용한 활동에 대해 적용을 시키지 않을 수 있다. 클라이언트는 기능손실전의 "정상"적인 수행처럼 활동이 가능하거나 장애발생 이전의 기능 수준과 거의 같게 도달할 수 있을 수도 있다. 예를 들면, 뇌졸중에 걸린 어떤 여자가 식사할 때 접시가드(plate guard)를 사용하여 도움을 받을 수 있지만, 보조도구 없이도 수행하는 방법을 배우도록 동기부여를 제공받을 수 있다. 클라이언트는 또한 적용의 필요성이 명백해질 때까지 필요한 적용을 거부할 수 있다. 예를 들면, 양측 무릎 아래를 절단한 클라이언트는 혼자서 공중화장실을 가고 싶은 욕구가 그의 하지 의족을 의미있게 사용하도록 자극하기 전까지 의족의 착용 연습은 괴로움으로 느낄 수 있다. 또한 클라이언트는 신체 에너지의 소비와 시간을 절약할 수 있는 방법이 있음에도 불구하고 클라이언트만의 특수한 방법으로 활동을 수행하는 것을 더 좋아할 수 있다. 활동을 완수할 수 있는 방법을 위한 목적과 의미는 쉽게 과제를 하는 것보다 더 중요하다. 예를 들면 다발성 경화(multiple sclerosis)를 앓고 있는 남자는 딸의 결혼식에 휠체어를 타고 신부인 딸과 입장하기 보다는 다리보조기(leg braces)를 착용하여 걸어가는 것을 선택할 수 있다. 치료사는 클라이언트 욕구가 어느 때에 클라이언트 자신의 선호도보다 중요한가를 알아야 한다. 그러나 그것은 클라이언트의 복지나 안전을 위협하지 않는 범위에서 이루어져야 한다. 또한 클라이언트의 작업력(occupational history)은 언제 적용이 필요하고 어떤 것이 적절한가를 아는 것도 중요한 요소이다.

작업치료사는 특수한 임상 영역에서 의료서비스 전달을 확대하여 수행하고 있다. 등급화와 적용 두 가지를 이곳에서 업급한 것은 활동을 적용화(adapting)하고 등급화(grading)하는데 특수한 기술을 사용하기 때문이다. 인간공학(ergonomics)은 장비를 특수하게 제작하고 생산성을 최대화하기 위해 작업장 환경을 개선시키는 응용과학을 이용하는 분야이다. 노동자가 일을 잘 할 수 있도록 작업조건을 개선하는 것은 물리적인 공간, 빛, 감각입력 뿐만 아니라 도구와 장비를 포함한다.

보조공학(assistive technology)의 공식적인 정의는 어떤 물품, 장비 부품 또는 생산체계로 장애인의 기능적 능력을 증가시키고, 유지하고 또는 개선시키기 위해 판매품이나 재고품 또는 수리나 맞춤을 요구하는 것이다 (Public Law 100-407, Technology-Related Assistance for Individuals with Disabilities Act of 1988). 공학이나 응용과학의 이용과 발달은 과거 반세기동안 수 많은 방법에 의해 세상 사람들에게 영향을 주었고 급속도로 증가하였다. 모든 다양한 모양과 유형에서 볼 때, 긴손잡이옷집게(long-handled reachers)와 같은 기본적인 보조도구(devices)에서 인터넷과 같은 일반정보기술과 복합환경통제유니트(complex environment control units)에 이르기까지, 보조 공학(assistive technology)은 작업치료서비스를 제공할 수 있는 범위내에서 개인의 수행을 고양시키기 위해 응용된다. 공학이 개인의 작업수행을 고양시키기 위해 적절히 사용되면 치료사에게 아주 중요한 도구가 될 수 있다. 의지나 보조기와 같이 보조공학(assistive technology)도 치료적용(therapeutic adaptation)의 한 범주이다.

인간공학(ergonomics)과 보조공학(assistive technology) 두 영역 모두 변화와 신개발이 빠른 속도로 일어나며, 이러한 변화에 맞추기 위해 적합한 능력을 가진 전문인에 대한 요구도 새롭게 만들어지고 있다. 작업치료사는 이 두 분야에서 일하는데 적합하다. 왜냐하면 작업치료사는 활동을 적용시키는 기술을 가지고 있으며, 개인의 요구에 맞추어 치료환경을 만들 수 있기 때문이다.

등급화(grading)와 적용(adapting)에 관해서 세 가지로 정리할 수 있다. 첫째, 클라이언트의 수행을 개선하기 위해 활동을 적용화(adapting)하거나 등급화(grading)하는 방법에서 부적절한 활동을 고안하지 않는 것이 중요하다. 예를 들면, 클라이언트가 실제 음식과 숟가락을 가지고 식사를 하기보다 고무찰흙으로 완두콩 크기만큼 구슬을 만들어 포크로 먹는 연습을 한다거나, 상지의 근력과 지구력을 증가시키기 위해 옷걸이에 다양한 무게를 걸기보다는 옷걸이의 무게를 달리하여 연습하는 것이다. 활동을 중재의 목적과 연결하는 동안 그것은 목적있고 의미있는 일이어야 한다. 따라서 가능하다면, 클라이언트가 수행하는 활동이 실제적 활동을 대신하는 인공적으로 만든 적용보다는 현실적인 실제 적용이 클라이언트를 위해 제공되어져야 한다.

두 번째, 치료사는 같은 일을 하는 경우에도 만들어져 있는 공산품을 사야할지 치료시간과 재료를 이용하여 만들어서 적용할 지를 선택하여야 한다. 유사한 제품을 구매하고 그것을 알맞게 수정하는 것은 보다 비용을 절감할 수 있다. 다른 한편, 공산품이 유용하지 않거나, 개인에게 적합하게 조절할 수 없는 조건일 수도 있고 아니면 치료사가 다른 해결책을 시도하도록 요구할 수도 있다. 유사하게, 몇 가지 예에서 클라이언트가 원하는 반응을 촉진하기 위해 활동을 고안하기보다 공산품으로 활동을 수행하도록 하는 것이 보다 효과적일 수 있다. 공산품 사용에 대한 책임과 물리치료기(예, 전기치료기, 광선치료기, 핫 팩 등)들을 수행하기 위한 치료사 자신의 작업치료적 준비가 고려되어야 한다. 다시 말해, 활동에 대한 지식, 경험, 그리고 각 클라이언트의 반응은 치료사가 중재를 위해 어떻게 진행할 것인지를 결정하는데 중요하다.

세 번째, 치료사는 개인적으로 전문적 수행을 등급화(grade)하고 적용할 수 있어야 한다. 다른 말로하면, 치료사는 중재에 사용된 활동뿐만 아니라 클라이언트의 요구를 해결하기 위한 개인의 행동도 등급으로 나누고 적용한다. 치료사는 다양한 변인 즉 클라이언트의 건강상태, 시간제한, 가용 자원, 허용된 임상수준, 의사의 동의 그리고 다른 치료 요구 등과 같은 치료도구(modalities)를 조절하고 적절히 맞추어야 한다. 어떤 의미에서, 치료사는 클라이언트의 작업수행에서 적용행동을 보여주고 적용반응을 촉진시키는 역할 모델이다.

토의 질문 DISCUSSION QUESTIONS

1. 당신은 유치원, 중 · 고등학교, 대학교에서 학업을 성공적으로 수행하기 위해 당신의 능력을 어떻게 변화시켰는가? 등급화(grading)는 이런 당신의 능력에 어떻게 영향을 주었는가?
2. 당신이 살아오면서 사용한 일반적인 적용(adaptation)은 무엇인가? 어떤 면에서 적용이 활동을 보다 쉽게 수행하도록 하였나?
3. 당신이 아플 때 할 수 있는 활동을 어떤 방법으로 등급화하는가?
4. 작업치료사는 왜 인간공학(ergonomics)과 보조 공학(assistive technology)분야에 공헌을 하는데 아주 적절한가?

참고문헌 REFERENCES

American Occupational Therapy Association. (1979). *Uniform terminology for reporting occupational therapy services*. Rockville, MD: Author.

American Occupational Therapy Association. (1993). Position paper: Purposeful activity. *American Journal of Occupational Therapy, 47*, 1081-1082.

Christiansen, C., & Baum, C. (1997). *Occupational therapy: Enabling function and well-being* (2nd ed.). Thorofare, NJ: SLACK Incorporated.

Levine, R. E., & Brayley, C. R. (1991). Occupation as a therapeutic medium: A contextual approach to performance interaction. In C. Christiansen & C. Baum (Eds.), *Occupational therapy: Overcoming human performance deficits* (pp. 591-631). Thorofare, NJ: SLACK Incorporated.

Public Law 100-407, Technology-Related Assistance for Individuals with Disabilities Act of 1988.

Trombly, C. A., & Scott, A. D. (1977). *Occupational therapy for physical dysfunction*. Baltimore, MD: Williams & Wilkins.

Notes

Notes

Notes

Notes

단원 6

치료중재를 위한 활동 분석
Activity Analysis for Therapeutic Intervention

목적 OBJECTIVES

이 단원을 완성하면 학생들은 다음의 사항들을 성취할 수 있다.

- 활동의 치료적 질을 기술할 수 있다.
- 활동의 등급화(gradation)와 수정 전략(modification strategies)을 확인할 수 있다.
- 특정 대상-준거 집단(specific population-based groups)의 중재 결과를 명료하게 나타낼 수 있다.

유형 4는 학생들의 기대 수행에 대한 활동분석을 한 단계 상승시켜준다. 이것은 학생들이 임상의 치료사들처럼 사고하도록 하는데 의도가 있다. 학생들은 목적 있고 의미 있는 활동의 잠재성을 탐험하게 된다. 여기서 우리는 활동을 치료적 매개체로 사용할 때 고려해야 할 점을 알아야 한다. 우리는 학생들이 작업 수행, 작업 기술, 클라이언트 요인, 수행 패턴, 수행 배경 등을 치료적 개념으로 전환시키기 위해 유형 4를 3가지 섹션으로 나누었다. 각 섹션에서는 기대 활동 수행과 비교해 볼 때 클라이언트의 손상과 작업 수행에 대해서 학생들이 좀 더 의도적인 사고를 하도록 요구한다.

섹션 1: 활동 기술 ACTIVITY DESCRIPTION

학생은 치료적 가치에 대해 그 활동을 간단히 기술하고 활동의 주요 수행 단계를 확인한다. 만약 학습단계에서 이러한 활동을 기술했다면 지금 그것을 반복할 필요는 없다. 그러나 학생이 이런 사고 과정에 잘 적용하고 있을지라도, 첫 번째 유형(first form)을 수행하지 않았다면 이 섹션을 완성해야 한다. 이것은 그 학생의 레퍼토리에 새로운 활동이 추가되었다면 더욱 해야 할 부분이다.

섹션 2: 치료의 질 THERAPEUTIC QUALITIES

이 섹션에서는 활동 수행에서 보여준 에너지와 활동 패턴에 의해 치료적 잠재성을 가지고 있는 활동의 특성을 확인한다. 예를 들면, 우리가 양치질을 할 때 사람의 심폐 기능과 구조는 경도의 에너지 패턴이 필요하다는 것을 알게 되었다. 학생들은 활동의 신진대사 검사에서 지구력의 데이터를 METs로 표시해주기를 원한다. 1 MET는 반경사(semi-reclining)자세로 앉아 휴식을 취하는 동안 소비되는 에너지양을 말한다. 따라서 양치질은 2 METs와 같다(Dutton, 1995, pp. 38-40). 그 다음에는 활동의 수행 패턴을 기술할 수 있다(예, 치아를 닦는 일은 일정하고 반복적인 행위를 보여주고 일관된 순서에 의해 수행을 행하는 습관적인 행동이 특징적이다).

섹션 3: 치료의 적용 THERAPEUTIC APPLICATION

이 섹션은 학생에게 누가 활동에 참가하고, 어떤 방법으로 작업 수행을 고양시킬 수 있는지를 고려하도록 한다. 여기서 학생은 단원 5에서 배웠던 등급화(gradation)와 적용(adaptation)의 개념을 응용한다. 학생은 클라이언트의 요구에 맞게 활동을 수정할 수 있고, 그들의 작업 수행을 최대로 촉진시키기 위해 선행 검사(preventive measures)를 어떻게 할 것인지에 초점을 둔다. 마지막으로, 학생은 클라이언트의 건강을 고양시키기 위해 수행 영역을 조화 있게 설계할 수 있는 방법을 고려한다.

목적(Objective)

학생은 유형 4, 즉 '치료적 중재를 위한 활동분석(activity analysis for therapeutic intervention)'을 완성한 후 활동의 치료적 면에 초점을 둘 것이다.

지시사항(Directions)

- 에너지 패턴을 포함해서 활동 요건(activity demands)과 수행 패턴(performance patterns)을 기술한다.
- 활동을 통해서 나타날 수 있는 중재의 기대 결과를 작성한다.
- 등급화(gradation)와 적용(adaptation)의 가능성을 설명한다.
- 클라이언트와 함께 치료적 활동에 대해 수정할 부분과 설정된 목표를 이루기 위한 환경의 조건을 세분화한다.

이 유형을 완성하기 전에 학생은 수정 치료(therapeutic modification)에서 사용된 용어의 정의를 알기 위해 작업치료 용어 첫 번째 판(AOTA, 1979)을 숙지한다(부록 B). 유형 4에 설명된 전화걸기의 예를 보라.

토의 질문 DISCUSSION QUESTIONS

1. 당신이 학습한 것에서 치료와 관련하여 가장 흥미로웠던 것은? 또 가장 도전적인 것은 무엇인가?
2. 당신이 현재 활동분석에 대해 배우고 나면 다음 단계에서 생각할 수 있는 내용은 무엇인가?

참고문헌 REFERENCES

American Occupational Therapy Association. (1979). *Uniform terminology for reporting occupational therapy services*. Rockville, MD: Author.

Dutton, R. (1995). *Clinical reasoning in physical disabilities*. Baltimore, MD: Williams & Wilkins.

Moyers, PA. (1999). Guide to occupational therapy practice. American Journal of Occupational Therapy, 53(3): 247-322.

유형 4

치료중재를 위한 활동 분석

ACTIVITY ANALYSIS FOR THERAPEUTIC INTERVENTION

학생 : 예 날짜:

활동 : 전화 걸기

과정 :

섹션 1: 활동 기술 (Activity Description)

A. 활동에 대한 간략한 기술(provide a brief description of activity)

학생은 전화를 걸 준비를 하고, 전화번호를 누르며, 친구에게 전할 메시지를 전달한 후 대화를 마칠 것이다.

B. 주요한 활동 단계 확인(identify major steps)

1. *의자에 편안하게 앉는다.*
2. *전화번호부에서 전화번호를 정확히 찾는다.*
3. *수화기를 조심스럽게 든다.*
4. *신호음(dial tone)을 주의 깊게 듣는다.*
5. *전화번호를 정확하게 누른다.*
6. *상대방의 응답을 참으며 기다린다.*
7. *상대방에게 또렷하게 말한다.*
8. *대화를 정중히 마친다.*
9. *수화기를 확실하게 놓는다.*

섹션 2: 치료의 질 (Therapeutic Qualities)

A. 에너지 패턴(energy patterns) — 경도, 중등도, 중증도의 일 패턴(light, moderate, heavy work patterns)에 의해 요구되는 에너지 수준을 설명하고, 그 수준에 해당하는 설명을 자세히 한다. 클라이언트의 근지구력뿐만 아니라 심혈관계 및 호흡계에 대한 요인들을 고려한다.

이 활동에 대한 경도수준 일 패턴: MET 1.8~2 수준. 이 활동을 준비하고 완성하는 동안 자신에게 초점을 맞추고 조직화 할 필요가 있다. 이 활동에 필요한 인지적 각성과 신체적 행동은 약간의 정신적 신체적 노력이 요구되지만, 이것은 전형적으로 앉아서 하는 일이다.

B. 활동 유형(activity patterns) — 활동을 성공적으로 완성하기 위한 활동 유형을 설명하라.

1. 구조적/방법적/순서적(structural/methodical/orderly)

   활동의 단계는 그 활동의 구조와 순서를 제공한다(예, 전화번호를 찾기 위해 전화번호부 책을 이용하고, 수화기를 들고, 전화번호를 누른다).

2. 반복적(repetitive)

3. 표현적/창조적/투사적(expressive/creative/projective)

   서로의 사고와 생각을 나누기 위해 대화하는 동안 언어적 표현(verbal expression)을 사용한다.

유형 4

치료중재를 위한 활동 분석 (계속)

ACTIVITY ANALYSIS FOR THERAPEUTIC INTERVENTION

4. 촉각(tactile)
   a. 다른 사람과 접촉(예, 개인이 적극 참여하는, 보조를 위해 옆에 서 있는)
   이 활동은 다른 사람과의 접촉은 요구하지 않는다.

   b. 재료(materials)(예, 유순한, 감각의; pliable, sensual)
   전화번호부의 겉표지와 속지를 손과 손가락으로 만지고 있다; 손, 손가락, 얼굴 그리고 귀는 수화기에 접촉하고 있다; 손가락으로 다이얼을 돌린다. 그리고 몸은 의자에 앉아 있다. 재료는 전화번호부 속지를 제외하고 거의 단단한 표면으로 되어 있다.

   c. 장비(equipment)(예, 크기, 다루기 쉬움, 모양; size, manageability, shape)
   전화기의 크기와 모양은 효과적으로 전화를 걸기에 적절하다; 책상과 의자는 활동을 위해 적절하다.

C. 수행 패턴(performance patterns)
1. 습관(habits)
   일상생활의 수행을 유지하기에 유용하다.

2. 일과(routines)
   전화 걸기는 일정한 순서를 가지고 있다.

3. 역할(roles)
   나는 친구이고 학생이다.

섹션 3: 치료 적용 (Therapeutic Application)

A. 대상(population) — 이 활동을 어떤 사람과 어떤 방법으로 사용하면 작업수행의 증가를 유도할 수 있을지 토론하라. 운동기술, 처리기술 그리고 의사소통/대인관계 기술을 고려하라. 어떤 금기사항이 있는지 확인하라.
이 활동은 수단적 일상생활활동 영역에 속하며 특히, 하위영역인 의사소통 장치(communication device)와 친구/동료들과의 사회적 참여에 해당된다. 운동영역에서 볼 때, 이 활동은 책상과 재료(전화기)에 접근하기 위해 신체의 자세와 배열(posture and alignment of body); 사물에 손을 뻗음(reaching); 손 사용의 협응과 조절(coordination and manipulation); 사물을 사용하기 위한 근력과 지구력(strength and effort); 그리고 충분히 오랫동안 전화를 걸기 위한 노력 등을 촉진시킨다. 처리 기술영역에서 보면, 전화를 걸고 대화에 참여하기 위한 지식(knowledge)과 공간과 사물을 조직(organizing) 하는 기술이 해결될 수 있고; 활동의 시작, 연속, 순서 그리고 종결에 관련된 시간을 조직(temporal organization) 하는 기술이 기대된다. 특히, 이 활동은 신체능력(physicality)과 정보교환(information exchange)을 강화시키고 그리고 인간관계(relations)를 유지하기 위한 의사소통/대인관계 기술에 초점을 두고 있다. 만약 이 활동에서 사회적 행동에 심각한 장애를 가지고 있거나 전화를 남용하여 사용할 가능성이 없다면 금기사항은 없다.
이 활동을 적용(applicability)할 수 있는 대상-준거-집단(population-based-groups)은 다음과 같다: 근육 약화나 마비로 인해 운동 협응/기민성과 잡기 능력의 결함; 순서개념, 주의집중, 문제 해결 능력의 처리능력의 결함; 그리고 사회적 행동과 대인관계 기술에서 심리사회적 기술의 결함이 있는 대상.

유형 4

치료중재를 위한 활동 분석 (계속)
ACTIVITY ANALYSIS FOR THERAPEUTIC INTERVENTION

B. 등급화(gradation) — 아래 항목처럼 이 활동을 단계적으로 변화시키는 방법을 기술하라.

1. 활동순서(activity sequence), 지속시간(duration) 그리고/또는 활동 과정(activity procedures)

   활동 순서는 치료사의 감독 하(supervision)에서부터 내담자의 독립수행까지 범위를 둘 수 있다(예, 활동 교육을 글이나 그림의 형태로 제공할 수 있다. 과제를 쉽게 관리 할 수 있도록 더 세분화할 수 있다, 클라이언트에게 스스로 활동을 시작하고 수행하도록 요구할 수 있다).

   전화걸기의 지속 시간(duration)은 클라이언트의 능력이나 목적에 따라 짧거나 길 수 있다.

   활동 과정은 다른 대화 유형을 사용하면서 변경될 수 있다(예, 전자메일이나 무선전화기). 그 활동은 친구나 모르는 사람과 함께 할 수 있다. 전화걸기의 목적은 정보를 얻으려고 하는 사람에서부터 좀 더 사교적인 대화를 원하는 사람까지 다양할 수 있다.

2. 개인의 활동 자세(working position of the individual)

   클라이언트의 지구력에 따라 벽걸이 전화기를 사용하기 위해 서 있거나, 다른 유형의 의자에 앉거나, 침대에 누워서 전화를 걸 수 있고 그리고/또는 활동을 위한 재료를 가져오도록 요구할 수 있다.

3. 도구(tools)

   a. 자세(position)

      전화기와 전화번호부는 클라이언트가 쉽거나 보다 어려운 접근을 요구하는 정도에 따라하는 다양하게 계획하여 둘 수 있다.

   b. 크기(size)

      클라이언트의 요구에 맞는 다양한 유형의 전화기가 있으면 용이하다(예, 무선전화기, 큰 전화 버튼, 다이얼 전화, 버튼식 전화)

   c. 모양(shape)

      마찬가지로 같은 크기의 전화기를 적용할 수 있다.

   d. 무게(weight)

      전화기의 유형에 따라 무게도 다양할 수 있다.

   e. 질감(texture)

      아마도 이것은 다른 영역만큼 단계적 변화에 적용이 되지 않는 영역이다.

4. 재료(materials)

   a. 위치(position)

   b. 크기(size)

   c. 모양(shape)

   d. 무게(weight)

유형 4

치료중재를 위한 활동 분석 (계속)
ACTIVITY ANALYSIS FOR THERAPEUTIC INTERVENTION

e. 질감(texture)

5. 대인관계 접촉의 본질/정도(nature/degree of interpersonal contact)
대인관계 접촉의 본질은 서로 얼굴을 마주치지 않는 상호관계이므로 간접적이다; 그러나 교환할 수 있는 객관적이고 주관적인 정보는 다양할 수 있다(예, 전화 걸기는 피자배달을 신청하거나 사업거래와 같은 모르는 사람이거나, 아니면 그것은 가까운 친구나 친척에게 전화를 할 수 있다).

6. 치료사가 사용하는 촉각적, 언어적 또는 시각적 단서의 정도
(extent of tactile, verbal, or visual cues used y practitioner during activity)
치료사는 클라이언트가 활동을 독립적으로 완성하기 위해 처음에는 최대의 단서와 직접적인(hands-on) 촉진을 제공하면서, 그 뒤로 단계적으로 신체적 인지적 지시를 줄이면서 보조의 양을 다양하게 할 수 있다.

7. 교육-학습 환경(the teaching-learning environment)
환경은 다양한 방법에서 클라이언트의 욕구를 해결해주기 위해 조절될 수 있다(예, 치료실은 주위전환을 일으키지 않은 조용한 방이거나 아니면 클라이언트에게 교통이 복잡한 교차로에서 공중전화를 사용하여 전화를 걸도록 요구할 수 있다). 장소와 도구의 위치는 커다란 책상에서부터 부엌의 작은 조리대 옆에 둔 전화기에 이르기까지 다양할 수 있다.

C. 치료적 조정(therapeutic modifications) — 작업수행을 증가시키기 위해 활동을 변화시킬 수 있는 방법을 지시하라. 당신이 생각한 근거를 진술하라. 만약 적용이 안된다면 'n/a' 라고 쓰라. 다음에 나오는 용어의 정의는 이 책의 부록 B에 실려 있는 "작업치료서비스를 보고하기 위한 용어(Uniform Terminology for Reporting Occupational Therapy Service) 첫 번째 판"의 "치료적 적용(Therapeutic Adaptation)"과 "작업치료 임상실습을 위한 가이드(The Guide to O.T. Practice)' 에서 찾아 볼 수 있다(AOTA, 1999).

1. 치료적 적용(therapeutic adaptations)
   a. 보조기(orthotic devices)
   만약 필요하다면 클라이언트가 수화기를 잡도록 보조 장치나 스플린트를 만들어 줄 수 있다.

   b. 의지(prosthectic devices)
   이 경우에, 클라이언트가 의지를 착용하여 전화번호부 책을 넘기고, 수화기를 들고, 전화번호를 누르는 것을 배우도록 훈련받는 것이 필요하다.

   c. 보조공학과 적용장치(assistive technology and adaptive devices)
   (1) 주택 개조(architectural modification)
   책상과 의자는 자세를 유지하기 위해 인체공학적으로 수정될 수 있거나 아니면 중요하게 생각하는 장소에 작업대(workstation)를 만들 수 있다.

유형 4

치료중재를 위한 활동 분석 (계속)
ACTIVITY ANALYSIS FOR THERAPEUTIC INTERVENTION

(2) 환경 수정(environmental modification)
실내는 클라이언트의 요구에 따라 소음을 줄이고 온도를 조절하기 위해 카펫트를 깔 필요가 있다.

(3) 도구와 장비 조정(tool and equipment modification) [로우테크: 예, 집게(reacher): 하이테크: 예, 컴퓨터 통제 장치(computer control devices)].
시각장애인을 위해 전화기에 큰 전화 버튼, 청각장애인을 위해 TDD 장치 또는 팔의 움직임과 손/손가락 조절에 어려움을 가진 사람들을 위해 스피커 전화기(speaker phone).

(4) 휠체어 변형(wheelchair modification)
책상대신에 무릎 판(lap tray)을 사용할 수 있고, 휠체어가 작업대(workstation) 밑으로 들어갈 수 있도록 요구할 수 있다. 발받침(footrests)은 옆으로 접는 기능이 필요할 수 있다. 또는 필요하다면 발을 지지하기 위해 편안하게 조절되어야 한다.

2. 예방(prevention)

a. 에너지 보존(energy conservation)

(1) 에너지 절약 과정(energy-saving procedures)
전화번호부책을 어딘가에 두기보다는 쉽게 사용하도록 책상 위에 두어야 한다. 전화번호는 전화번호기억장치에 입력하고 '열자리 숫자' 대신에 한 자리 숫자 버튼을 눌러 전화를 걸 수 있다.

(2) 활동 제한(activity restriction)
클라이언트가 너무 많은 전화를 해서 피로감을 느끼지 않도록 제한할 수 있다.

(3) 작업 단순화(work simplification)
앞에서 언급했듯이, 전화번호기억장치를 사용하고 한 번에 모든 재료를 준비함으로써 클라이언트에게 활동을 보다 간편하게 만든다.

(4) 시간 관리(time management)
예를 들면, 사회적 품행과 관습을 고려하여 적절한 통화시간과 횟수가 제한되어 있음을 클라이언트가 알도록 할 필요가 있다.

(5) 주변 정리(environmental organization)
클라이언트가 책상 위의 물건들을 쉽게 접근할 수 있도록 정리해야 한다. 책상, 의자 그리고 전화기는 평상시와 응급 상황을 위해 쉽게 접근할 수 있어야 한다.

b. 관절 보호/인체 공학(joint protection/body mechanics)

(1) 인체 공학의 이용(using proper body mechanics)
클라이언트가 물건을 잡을 때 적절한 움직임 패턴을 상기하도록 할 필요가 있다; 그리고 의자에 앉을 때 몸, 팔 그리고 다리 지지대를 갖춘 의자가 필요하다. 팔꿈치는 책상위에 얹어 놓음으로써 팔의 피로를 막을 수 있다.

유형 4

치료중재를 위한 활동 분석 (계속)
ACTIVITY ANALYSIS FOR THERAPEUTIC INTERVENTION

(2) 고정/변형 자세를 피함(avoiding static/deforming postures)
클라이언트에게 좋은 신체 자세를 유지하고 필요하면 휴식을 취하면서 전화기의 사용을 제한할 필요가 있다.

(3) 지나친 체중지지를 피함(avoiding excessive weight-bearing)
클라이언트가 전화를 거는 동안 앉아 있다면 문제가 되지 않는다. 만약 서서 있다면 적절한 인체공학이 적용되어야 한다.

c. 자세(positioning)
전화기의 배치에 따라 많은 유형의 자세를 취할 수 있다; 그러나 서거나 앉는 것에 상관없이 인체공학적이고 인간공학적인 교정 자세는 필수적이다.

d. 건강과 안녕을 촉진시키기 위한 수행영역의 균형(balance of performance areas to facilitate health and well-being)

(1) 작업수행영역의 증대(enhancement of occupational performance area)
클라이언트는 의사소통 장비 사용과 사회적 참여의 영역을 이런 활동을 통해서 고양시킬 것이다.

(2) 클라이언트 와/또는 보호자의 만족(satisfaction of client and/or caregiver)
이 경우에, 클라이언트는 그가 친구에게 전화를 걸 수 있고 대화를 할 수 있다는 것에 대해 기뻐할 것이다.

(3) 삶의 질(quality of life)
자기 스스로 활동을 '하는 것' ('doing' an activity)에 대해 좋은 감정을 느낄 것이고, 긍정적 지원 체계와 계속 접촉함으로써 행복감을 느낄 것이다.

Notes

Notes

Notes

Notes

단원 7

클라이언트-활동 중재 계획

The Client-Activity Intervention Plan

목적 OBJECTIVES

이 단원을 완성하면 학생들은 다음의 사항들을 성취할 수 있다:

- 클라이언트의 작업 프로파일에서 나타난 부족한 작업 영역을 확인한다.
- 이러한 손상을 해결하기 위해 단기 목표와 장기 목표를 우선순위에 따라 세운다.
- 작업수행을 개선시킬 수 있는 목적 있는 활동을 선택하고, 기술하고, 준비하고 그리고 실행한다.
- 작업 수행의 결과를 문서로 기록한다.

유형 5, 즉 '클라이언트-활동 중재 계획(CAIP: Client-Activity Intervention Plan)'은 이전의 4개 유형을 작성하면서 발전된 모든 정보를 통합(synthesis)하는 방법을 알려준다. CAIP는 현재 클라이언트의 작업수행의 결점과 중재전략을 위한 목적 있는 활동사이의 관계를 발전시킨다. CAIP는 단일 치료 중재(single treatment intervention)를 위한 단계적인 개략(outline)이다. CAIP는 처음에 클라이언트의 의뢰로 시작해서 그의 작업력을 조사하고, 중재의 준비와 실행에 대한 치료사의 역할을 개략하며 그리고 중재 결과를 문서로 기록한다. 이런 접근은 클라이언트를 치료하기 위해 작업치료 프로토콜을 기술한 작업치료 과정(occupational therapy process)에 잘 설명되어 있다(Moyers, 1999). 작업치료 과정은 작업치료 서비스를 받기 위한 클라이언트의 의뢰로 시작해서; 평가, 중재계획, 중재 그리고 재평가의 과정을 거치고; 퇴원할 것인지 또는 계속 추후치료(follow-up)를 받을 것인지를 결정한다.

CAIP는 임상작업치료의 틀(occupational therapy practice framework)의 두 번째 단계로 중재 계획의 발달을 전반적으로 요약한다. 여기서 치료사는 클라이언트의 부족한 작업수행능력을 해결하기 위해 현실적이고 의미 있는 목표를 클라이언트와 함께 확인한다. 중재 계획에 참여하고 있는 학생을 위해 CAIP는 활동 인식(activity awareness), 행동 확인(action identification), 활동분석 유형(activity analysis forms)을 통해 배운 지식을 조직화한다. 학생은 지금 클라이언트에게 의미 있고 그의 작업능력 발달에 적절한 작업영역을 접하게 된다. CAIP는 다섯 단계로 구성된다. 즉, 중재의 장기 및 단기 목표, 중재에서 사용될 목적 있는 활동의 선택, 치료사의 준비 과정, 중재 과정 그리고 임상작업치료의 틀(the occupational therapy practice framework)에서 얻은 결과의 문서기록이다(AOTA, 2002).

치료 목표 GOALS OF THERAPY

클라이언트의 의뢰서, 평가 기록 그리고 타 전문가로부터 얻은 정보를 바탕으로 임상적 추론과 전문 지식을 통합해서 작업치료사는 치료의 장기 및 단기 목표를 세운다. 이런 목표들은 중재 결과를 알려주고 클라이언트의 작업 수행을 발전시킬 활동을 신중하게 선택할 수 있도록 방법을 설명해 준다. 목표와 활동은 치료사와 클라이언트사이의 치료적 관계와 의미 있는 관계를 보여줘야 한다. 각 목표와 그것에 동반된 목적 있는 활동은 중재과정동안 클라이언트가 기대하고 있는 진행 과정을 명확하게 보여준다.

장기 목표(Long-term goals)

장기 목표는 중재의 기대 결과를 말하고 클라이언트의 작업 수행의 향상에 초점을 둔다. 각 장기 목표를 명확하게 정의하자면, 치료사는 퇴원 시기쯤의 클라이언트의 작업수행 능력을 말한다. 장기 목표는 종종 정해진 치료 기간과 치료 횟수를 포함한다. 그러나 현재 건강보험지침서에는 중재는 클라이언트가 당장 요구하는 것을 해결해야 하는 것으로 명시하고 있다. 중재는 지불 비용에 대한 치료 횟수가 한정되어 있으므로 더 많이 제한될 수 있다. 오늘날, 치료사는 클라이언트가 지금 당장 원하는 수행 목표를 효과적으로 해결하기 위해 창조적이고 지략적인(resourceful) 임상 추론 기술을 계속 사용할 것이다.

단기 목표(Short-term goals)

장기 목표는 단기 목표에 의해 이루어진다. 단기 목표는 활동을 중심으로 각각의 장기 목표에 도달하기 위해 하나 이상의 일련의 성취 단위를 말한다. 단기 목표는 장기 목표에서 세운 작업 수행을 이루기 위해 목적 있는 활동을 선택하고, 순서를 정하고, 단계적으로 변화시키는 건물의 벽돌로 비유될 수 있다.

사례 A CASE STUDY

다음의 사례는 하나의 장기 목표가 어떻게 일곱 가지 단기 목표의 완성을 요구하는지를 보여준다.

작업 프로파일(Occupational profile)

Bobby Jones는 스쿨버스를 자주 놓치는 9살 소년이다. 만약 그의 부모가 아들이 버스를 타는 시간에 일을 하러 간다면 Bobby는 결석을 할 것이다. Bobby는 접근해오는 스쿨버스를 볼 수는 있지만 쉽게 주위 전환되어 버스를 놓친다. Bobby가 학생의 역할을 성공적으로 수행하기 위해서(작업의 수행영역: performance in area of occupation, 도구적 일상생활활동: instrumental activities of daily living) 학교 가는 스쿨버스를 독립적으로 이용할 필요가 있다(지역사회 이동: community mobility).

작업치료 중재 (Occupational therapy intervention)

Bobby와 그의 부모를 인터뷰하고 나서 작업치료사는 중재를 위한 단기 및 장기 목표를 세우고 Bobby가 정각에 버스를 타도록 그와 부모를 지도하는데 최선을 다할 것이다.

장기 목표(Long-term goal)

치료 종결쯤, 클라이언트는 아침에 스쿨버스를 주 5일 동안 4번에 걸쳐 독립적으로 탈 것이다.

단기 목표(Short-term goal)

클라이언트는 독립적으로 스쿨버스 타는 것을 보여주기 위해 다음의 사항을 할 것이다.

- 일기예보에 맞춰 적절한 옷을 입는다.
- 점심도시락과 수업 준비물을 가방에 잘 챙긴다.
- 타이머가 내장된 새 시계를 이용하여 집을 나서야 할 시간을 스스로 조절한다.
- 예정된 도착시간 5분전 버스 정류장에 도착한다.
- 사회적으로 수용할 수 있는 공중도덕을 잘 지키며 버스를 탄다.
- 빈자리를 빨리 찾는다.
- 버스 운전사가 학생들을 내리게 할 때까지 자리에 앉아 있는다.

장기목표와 단기목표는 관찰 가능하고(예, 학생이 항상 버스를 성공적으로 이용한다), 측정가능하고(예, 학생은 정각에 학교에 도착하고 5일 중 4일은 공중도덕을 잘 지킨다) 그리고 행동관찰 용어로 표현(예, 클라이언트는 ~ 할 것이다) 해야 된다.

경과기록 노트의 예(Progress note example)

작업치료를 2주간 받은 후 클라이언트는 정각에 스쿨버스를 이용하고 준비된 방식으로 독립적인 행동을 성공적으로 보여주고 있다. 그의 부모와 선생님은 그의 독립성을 강조해왔다.

임상작업치료의 틀에 의하면, 치료 목표는 작업수행영역(도구적 일상생활활동 - 지역사회 이동)에 상응하고, 수행기술(운동과 처리 기술), 수행패턴(습관, 역할, 일과) 그리고 환경적 배경(물리적, 시간적 배경) 및 클라이언트의 요인(전반적인 정신 기능)을 요구한다.

작업치료 서비스 상환(reimbursement)에 의무감(accountability), 작업수행(occupational performance) 그리고 비용만족도(cost containment)가 주요 기준이기 때문에, 작업치료 중재는 타당하여야 한다. 장기목표나 단기 목표를 작성할 때 이런 목표들은 작업적이어야 하고 작업치료 실습지침서에 명백히 제시되어야 한다. 이전의 활동분석 과정(activity analysis process)에서처럼, 영역과 과정(domain and process)의 용어는 클라이언트의 수행 수준을 기록하는데 사용될 수 있다.

임상적 추론(Clinical reasoning)

학생은 각각의 단기목표가 그 목표의 요구를 충족시키기 위해 한개 이상의 목적 있는 활동으로 구성되어 있다는 것을 깨닫기 시작한다. 단기 목표 세 번째(#3)를 완성하기 위해 요구된 일련의 활동을 고려해보자.

- 학생은 아침에 일어나자마자 시계를 찰 것이다.
- 학생은 집을 나서는 시간을 알기위해 시계를 맞출 것이다.
- 학생은 옷을 입거나 아침을 먹을 때 시계를 종종 체크할 것이다.
- 학생은 집에서 버스 승강장까지 가는데 걸리는 시간을 알 것이다.
- 학생은 시계가 울릴 때 버스를 타기 위해 혼자서 집을 나설 것이다.

이러한 다섯 가지 단계는 단기 목표 세 번째(#3)를 해결하기 위해 요구된 '버스타기 활동(bus meeting activity)' 이라 정의한다. 학생은 위에서 목록한 각 단계가 행동 순서에 의해 일련의 단계를 구성하고 목표가 될 수 있음을 깨닫는다.

클라이언트-활동 중재 계획: 개관 (CAIP: CLIENT-ACTIVITY INTERVENTION PLAN: AN OVERVIEW)

작업 프로파일(The occupational profile)

임상에서 모든 중재는 작업치료 서비스의 도움을 받을 수 있는 클라이언트의 의뢰로부터 시작한다. 클라이언트-활동 중재 계획 양식(CAIP form)에 클라이언트의 작업력(occupational history)과 프로파일을 간략하게 작성한다. 이 책에서는 CAIP 양식(양식 5)을 작성하는데 필요한 작업치료 프로파일 정보는 일반적으로 임상에서 얻어진 정보보다 더 구체적일 수 있다. 이러한 접근 방식은 학습과정의 한 부분으로 학생이 이 시점에서 고려해야 할 목표의 범위를 좁혀가기 위해 이용된다. 그러나 요즈음 임상에 있는 치료사들은 치료가 필요한 대상자 군을 탐색하고, 작업치료중재로 도움을 받을 수 있는 사람을 결정하고 그리고 치료가 필요하다면 의사에게 의뢰를 요청하는 것이 필요하다는 것을 알고 있다.

중재 목표(Intervention goals)

장기목표와 단기목표는 클라이언트의 작업 프로파일에 포함된 정보에서 나온다. 여러 가지 장기목표의 요구가 명백하게 보일지라도 초보 학생은 클라이언트가 가장 빨리 성취할 수 있는 목표에 대해 생각해야 한다. 우리의 사례를 보면 오직 학생신분과 관련된 작업을 목록화하도록 하였다. 그러나 중재 시에 그는 학생의 역할을 명백히 하고 있었다. 그의 목표로 필요한 것은 '지역사회로 이동' 하는 것이었고 그 결과 그는 학생의 역할에 만족할 수 있었다. 학생은 의미 있는 장기목표를 마음속에 확고하게 결정하고, 그 다음 클라이언트의 자료를 분석하고, 그리고 하나의 장기목표를 성취하기 위한 단기목표를 세우는데 필요한 임상적 추론 과정을 시작할 수 있다. 학생은 학문적이고 전문적으로 발전해감에 따라 클라이언트에 관한 다른 전문가의 유용한 자료를 점차 많이 이용할 것이다. 이때 학생에게 다양해진 작업치료 중재의 기회를 분별하고 우선순위에 따라 결정하도록 요구할 것이다.

중재활동기술 (Intervention activity description)

이 섹션에서는 간략한 활동 기술과 그것을 어떻게 치료에 사용할 것인지를 요구한다. 이러한 기술은 활동 분석 유형의 섹션 1(활동 요약: activity summary)에서 완성된 활동 기술과 유사하다.

중재 활동 준비 (Intervention activity preparation)

클라이언트와 직접 접촉하기 전에 치료사는 치료 세션을 계획하고 준비하는 시간을 가질 필요가 있다. 치료사는 클라이언트의 손상 영역을 확인하고, 치료 목표를 성취하기 위해 사용할 목적 있는 활동을 결정하고, 그 다음 아래의 질문들을 고려하여 계획을 준비한다.

- 선택한 목적 있는 활동의 세부 단계(ramification)를 모두 분석하고 치료 방법으로 그 활동을 적절하게 사용할 수 있는가? 필요하다면 다른 적용(adaptation) 방법은 준비되어 있는가?
- 내가 필요한 장비, 재료, 공급물품을 모두 가지고 있는가? 내가 지시를 내릴 필요가 있는가? 만약 그렇다면 지시(ordering), 수용(receiving) 그리고 중재(intervention)에서 언제 개입하는 것이 좋은가?
- 클라이언트를 치료할 때 최상의 장소는 어디이고, 고려해야 할 배경 요인(contexts factors)은 무엇인가?
- 클라이언트와 선약을 해야 하는데, 그 시간에 또 만나야 할 사람이 있는가?
- 준비를 할 때 사무실, 클리닉 또는 다른 장소 중에서 어디서 할 것인가?
- 준비하는데 시간은 얼마나 걸리는가?
- 준비를 혼자서 할 수 있는가? 아니면 보조가 필요한가? 그렇다면 누구를 보조로 할 것인가?
- 장비를 가지고 간다면 운반에 대해 상의가 필요한가? 아니면 클라이언트가 직접 클리닉에 오는가?
- 직접 준비할 때 안전에 대한 주의사항을 내가 살펴볼 필요가 있는가?

전문직으로서 신뢰를 얻기 위해서는 부족한 지식, 엉성한 준비 그리고 혼란스런 조직력을 보여주지 않고 이 세션을 성취해야 한다. 종종 예측할 수 없는 사건으로 치료가 방해받을 수 있지만 철저히 준비하는 습관은 치료사와 클라이언트에게 서로 이익이 될 수 있다. 준비시간은 작업치료서비스 비용에 포함될 수 있다. 문서기록 시간과 다른 치료사와의 상담도 또한 준비시간에 포함된다.

중재 활동 실행
(Intervention activity implementation)

클라이언트, 치료사 그리고 모든 재료와 장비는 예약 시간과 장소에 있어야 한다. 사용할 활동의 본질에 따라 중재 기간동안 관찰과 보조를 위한 보조자가 더 추가될 수 있다. 동료 치료사, 클라이언트 보호자, 기술자, 물품 공급원, 보조자 그리고 학생들은 잠정적으로 참여할 사람이다. 치료 장소는 모든 사람들이 이용하고 장비를 사용하기에 충분히 커야한다. 불빛, 실내온도, 조용하거나 자극적인 실내분위기, 사생활보호 문제 그리고 클라이언트 방의 접근성과 가구의 배치는 중요하게 고려되어야 할 환경요소이다. 이런 기준은 임상작업치료의 틀(OTPF)의 영역 부분(domain section)에서 배경(contexts) 부분에 설명되어 있다.

중재기간동안 작업치료사는 클라이언트의 신체적, 인지적, 심리사회적 조건에 맞게 조율할 필요가 있다. 만약 활동의 어떤 부분이 환자의 상태나 안전을 위협할 것 같으면, 치료사는 계속 진행하기 전에 세션을 줄이거나 활동의 단계를 조절하거나 적합한 환경으로 변화시켜주는 방법을 찾아야 한다.

중재 활동 순서
(Intervention activity sequence)

작업 수행을 향상시키기 위한 방법으로 목적 있는 활동을 사용하는 것은 작업치료에서만 볼 수 있다. 사용한 방법과 작업수행의 결과에 대해 명확하고 정확하게 문서로 남기는 것은 클라이언트의 기록을 위해 필요하다. 그러므로 치료사가 사용한 활동순서의 문서기록은 요리책에서 필요한 재료를 일련의 단계로 목록하는 것 이상이다. 동작 확인 유형(action identification form)에서 학생은 자신이나 다른 사람이 관찰한 행동(the action)을 기록하는 'Do-What-How 유형' 을 사용했다. CAIP (client-activity intervention plan)에서 학생은 추가적인 요소 즉, 'with what' (예, 수행기술과 수행패턴)과 'under what circumstances' (예, 환경)를 첨가함으로써 'Do-What-How' 의 개념을 확장하였다. 학생은 이미 활동분석유형(activity analysis form)에서 사용된 수행기술, 수행패턴, 수행배경에 익숙하다. 스쿨버스 이용을 학습하기 위해 클라이언트(Bobby 학생)에게 적용한 활동을 살펴보면, 'With What' 과 'Under What Circumstances' 의 방법을 추가한 'Do-What-How' 방식을 이용하였다. 어떻게 단기목표는 만족할 만한가?

치료사는 활동의 주요 단계들을 기록하고 활동의 치료적 가치를 설명한다. 클라이언트가 수행한 주요 단계들은 임시적 가치가 아니라 치료적 가치를 말해준다. 만약 그 활동에서 치료적 가치가 없는 단계를 포함하고 있거나 치료사가 클라이언트를 위해 대부분의 활동을 해야 한다면 치료사는 더 많은 활동을 선택해야 한다. 일반적으로 활동의 치료적 단계는 10단계나 그 이하로 기록한다. 중재동안 치료사의 역할을 명백히 확인하는 것이 중요하다. 문서기록에는 중재를 성공적으로 완성하는데 작업치료사의 존재와 전문성이 얼마나 필요한지를 보여주어야 하며 행동적 용어(behavioral terms)로 진술되어야 한다. 예를 들면, 버튼 전화기의 숫자를 적절하게 선택하여 누른다.

치료사가 언어적으로 지시하고 손을 잡고(hand-over-hand) 안내해 준다면 클라이언트는 요구된 전화번호를 정확하게 선택하고 누를 것이다.

중재 문서기록: 영역과 과정 (Intervention documentation: domain and process)

CAIP의 마지막 부분은 세부적인 중재를 받은 후 나타난 치료적 결과를 기록한다. 이러한 기록에는 의뢰자의 협의사항(agenda)이 반영되어 있고, 중재의 매개로 선택된 목적 있는 활동이 클라이언트의 작업수행을 어떻게 변화시켰는지를 증명해 준다. 임상작업치료의 틀(OTPF)에는 치료 중재를 생각하게 하는 영역(domain)과 실행의 기준을 의미하는 과정(process)를 제시한다. 스쿨버스를 이용하는 학생 클라이언트를 다시 고려해 보자.

영역 (Domain)

학생 클라이언트는 지역사회 이동(community mobility)에 초점을 둔 도구적 일상생활활동의 작업 영역에서 중재를 받고 있었다. 그는 수행기술(운동과 처리: motor and process), 수행 패턴(습관과 일과: habits and routines), 수행배경(물리적, 사회적, 시간적: physical, social, and temporal), 그리고 클라이언트 요인(전반적 인지 기능: global mental functions)에서 중재를 받았다.

과정 (Process)

학생 클라이언트를 위한 중재 접근은 학생이 대중 스쿨버스 승강장을 독립적으로 적절하게 사용할 수 있도록 하기 위해 일과(routine)을 설계하고 유지하는 것이었다. 이때 작업준거 활동(occupational-based activity)이 중재의 유형이었다. 결과에는 작업수행, 클라이언트 만족 그리고 역할 능력을 포함시켰다.

학생은 실제로 치료적 결과를 확인할 수 있는 용어만 사용하도록 주의를 받는다. 종종 CAIP를 처음 사용하는 학생들은 활동 수행에 필요한 모든 항목에 대해 반응을 기록하는 활동분석포맷(activity analysis format)으로 되돌아가는 경향이 있다. 학생은 활동분석 문서기록지(activity analysis documentation)에 클라이언트가 성공적으로 수행할 활동의 모든 영역에 초점을 두어야 한다. CAIP 방식에서는 작업프로파일에서 어느 정도 파악된 작업 목표의 달성을 보여주는 영역과 과정(domain and process)에만 초점을 두어 기록한다.

참고문헌 REFERENCES

American Occupational Therapy Association. (2002). Occupational therapy practice framework: Domain and process. *American Journal of Occupational Therapy*, 56, 609-639.

Moyers, P. (1999). The guide to occupational therapy practice [special issue]. *American Journal of Occupational Therapy*, 53(3), 247-322.

Webster's New World College Dictionary (3rd ed.). (1997). New York, NY: Simon & Schuster, Inc.

유형 5

클라이언트-활동 중재 계획
CLIENT-ACTIVITY INTERVENTION PLAN

학생 : 예 날짜:

활동 : 전화 걸기

과정 :

1. 클라이언트 작업 프로파일과 의뢰(client occupational profile and referral)

   A. 클라이언트 작업 프로파일(client occupational profile and referral)

   클라이언트는 당뇨병 합병증으로 인해 점점 시력을 잃어가고 있는 67세의 남자이다. 그는 2년 전 지역의 큰 교회에서 성직자로 일을 하다가 은퇴하였다. 그는 은퇴하자마자 시력이 감소되었고 그것 때문에 교회의 독거(homebound) 노인에게 전화 목회(call ministry)를 위한 허락을 요청하였다. 그의 의무는 40명의 노인과 장애인에게 사회적 접촉과 교회 정보를 제공해 주거나 필요할 때 도움을 계획해주기 위해 주말에 한번 전화를 하는 것이다. 그는 교회의 작은 사물실에서 일했다. 그는 주말 전화에 의존하고 있는 교인에게 성공적으로 관계를 유지하고 있었다. 그가 시력 약화로 지역 이동이 어려웠을 때 교인들은 그를 위해 집에서 목회활동을 계속 하도록 방법을 찾고 있었다.

   의뢰 당시 내담자는 차를 더 이상 운전할 수 없었고, 집에서 교회에 있는 그의 집무실까지 세 블록을 안전하게 걸어갈 수 없었다. 대중교통은 그에게 부적절하였다. 그의 집에는 크고 빛이 잘 드는 서재가 1층에 있었다. 그곳에는 커다란 앵무새와 늙은 샴고양이가 같이 살고 있으며, 아내는 3년 전 작고하였다. 그는 작업치료 평가와 그의 서재를 집무실로 전환하는데 도움을 받기 위해 의뢰되었다. 그는 혼자서 전화를 사용하고 더 이상 교회 비서의 도움을 받을 수 없기 때문에 정보를 기록할 필요가 있다.

   B. 의뢰(referral)

   전화를 혼자서 사용할 수 있는지 그리고 시력 약화로 들은 정보를 기록할 수 있는지를 평가하고 중재를 부탁드립니다.

2. 중재 목표(intervention goals)

   A. 장기 목표(첫 번째 우선순위)〔long-term goal (first priority)〕

   클라이언트는 전화를 혼자서 할 수 있고 들은 정보를 기록할 수 있다.

   B. 단기 목표(지지)〔short-term goal (support)〕

   1. 클라이언트와 치료사는 환자에게 맞는 최적의 전화기와 기록 장치를 선택한다.
   2. 클라이언트와 치료사는 함께 집에 사무실(workstation)을 만든다.
   3. 클라이언트는 새로운 전화기로 한 명의 교인에게 혼자서 전화를 한다.

3. 중재 활동 기술(intervention activity description)

   클라이언트는 자신에게 가장 적합한 전화기를 선택하기 위해 보조 장치를 갖춘 몇 개의 전화기를 사용해 볼 것이다. 치료사는 시장 조사를 하여 기존의 전화기 모델을 제시할 것이다.

유형 5

클라이언트-활동 중재 계획 (계속)
CLIENT-ACTIVITY INTERVENTION PLAN

4. 중재 활동 준비(intervention activity preparation)

   A. 목표 재검토와 치료사 역할의 기술(review goals and describe practitioner's role)

   위에서 설정한 치료목표에 따라 치료사는 전문카탈로그를 조사하여 시장에서 판매되는 전화기종을 결정할 것이다. 치료사는 더 많은 정보를 얻기 위해 다른 도시의 주립재활센터에서 근무하는 보조공학자와도 의논할 것이다. 치료사는 클라이언트가 혼자서 사용을 할 수 있는 전화기를 결정하기 위해 전화기를 구매하기 전 직원의 도움을 받아 세 가지 유형의 전화기를 빌릴 것이다. 치료사는 각 전화기의 특징을 꼼꼼하게 학습하고 전화기를 구매해 줄 스폰서를 알아본 후 클라이언트를 만날 것이다. 치료사는 오늘부터 3주 후 클라이언트 집에서 만나도록 약속을 할 것이다.

   B. 중재 준비 인원(personnel required to do the preparation)

   치료사 한 명

   C. 준비시간(required preparation Time)

   약 3주

   D. 장소와 공간(required place and space)

   치료실

   E. 재료(materials)

   사무 용품

   F. 장비(equipment)

   책상, 의자, 전화기, 전화번호부, 카탈로그

   G. 안전 수칙(safety precautions for personnel)

   요구되지 않음

5. 중재 활동 실행(intervention activity implementation)

   A. 중재 참여자(personnel)

   클라이언트와 치료사

   B. 장소 설정과 위치(setting and location)

   클라이언트 서재

   C. 공간(space required)

   클라이언트 책상 주변과 접근이 쉬운 공간

   D. 환경(environment)

   조용하고 방해받지 않음: 앵무새(소음 요인)와 고양이(호기심)를 멀리 둔다. 책상의 조명과 실내 온도가 편안해야 한다.

유형 5

클라이언트-활동 중재 계획 (계속)
CLIENT-ACTIVITY INTERVENTION PLAN

E. 재료(materials)
달력(큰 글씨), 줄 간이 넓은 노트 그리고 펜이나 연필

F. 장비: 보조 장치나 개조를 포함(equipment: assistive devices or adaptation included)
장비에는 깔끔한 책상, 의자 2개, 보조 전화기 3개, 전화용 잭 그리고 큰 글씨의 이름과 전화번호가 기재된 롤링명함파일(rolling card file with names)이 포함된다.

G. 중재 시간(required intervention time)
1시간 30분 — 장비 설치와 각 전화기를 체크하는 것 외에도 클라이언트와 치료사는 빌린 전화기의 특징을 상세히 파악하고 충분한 시간을 가지고 전화걸기 연습을 하는데 필요하다.

H. 클라이언트의 안전 수칙(safety precautions for client)
서재 문에서 책상 의자까지 통로가 폐쇄되어서는 안된다. 책상은 어지럽지 않아야 한다. 세 개의 전화기를 비교할 때 손에 닿기 편리한 곳에 두어야 한다.

6. 클라이언트-치료사 활동 순서: 10단계나 이하의 행동
   A. 클라이언트는 혼자서 의자에 앉는다.
   B. 치료사는 책상에서 클라이언트가 편하게 전화를 걸 수 있는 위치에 전화기 한 대를 놓는다.
   C. 치료사는 전화기가 작동되도록 설치하고 언어와 촉각적 면에서 기능적 특징(working features)을 설명한다.
   D. 클라이언트는 치료사의 설명을 듣고 전화기의 각 특징에 맞게 시도한다.
   E. 치료사는 클라이언트를 관찰하면서 인체공학적 면을 연구하여 이용의 편리함과 효과를 증대시킬 수 있는 조언을 한다.
   F. 다른 두 대의 전화기도 이런 순서를 반복한다.
   G. 클라이언트와 치료사는 각 전화기의 단점과 장점을 평가한다.
   H. 클라이언트가 혼자서 가장 잘 사용할 수 있는 전화기를 선택한다.
   I. 클라이언트가 롤링명함파일에서 이름과 전화번호를 선택하고 성공적으로 전화를 한다.
   J. 클라이언트는 다음을 위해 사람들의 반응을 기록한다.

7. 문서기록(documentation)
   A. 영역(domain)
      1. 작업의 영역: 도구적 일상생활활동(의사소통 장치 사용)과 일(일 수행)
      2. 수행 기술: 처리 기술(적용), 의사소통 기술(정보교환)
      3. 수행 패턴(일과와 역할)
      4. 활동 요구(사물과 그것의 속성, 공간적 요구)
      5. 클라이언트 요인(감각 기능– 시각과 관련된 기능)

유형 5

클라이언트-활동 중재 계획 (계속)
CLIENT-ACTIVITY INTERVENTION PLAN

B. 처리(process)

1. 클라이언트에 적용된 작업치료 중재의 유형은 컨설턴트 과정(consultation process)이었다. 치료사는 클라이언트가 혼자서 전화 하는 목표를 이루도록 의사소통 장비를 선택하는데 전문성, 선택 사항, 정보 찾기 등의 도움을 제공하였다.
2. 중재 결과는 작업 수행의 향상, 클라이언트의 만족, 역할 능력 등으로 분류된다.

Notes

Notes

Notes

Notes

Notes

제 Ⅳ 부
(Module Ⅳ)

활동의 다목적성
The Versatility of Activity

우리는 처음 세 개의 모듈에서 활동을 클라이언트의 작업수행을 변화시키기 위한 도구로 사용하였고, 그것의 사용 방법을 다양하게 보여주었다. 우리는 전의식(subconscious level) 수준에 있는 활동 수행을 의식의 수준으로 끌어올리고 인지적으로 인식을 하도록 하였다. 우리는 활동에 필요한 방법을 등급화하고, 적용하였으며, 추가, 감소, 그리고 재정리하도록 하였다. 우리는 활동을 의미 있는 삶을 영위하기 위한 보편적 필요조건으로 간주하고, 또한 작업(occupation)을 건물을 구성하는 작은 벽돌로 생각한다.

우리는 두 번째와 세 번째 모듈에서 교습방법으로 '전화하기' 란 활동을 사용하여 학생들의 이해의 폭을 점진적으로 넓혀주었고, 교과서에 있는 다섯 가지 유형을 사용하도록 하였다. 학생들은 먼저 전화걸기 활동(making a phone call)을 의식수준에서 수행하였고, 유형 1과 2에서 이 활동을 관찰하였다. 유형 3에서 학생들은 이 활동을 요소(elements)로 더 세분화시켰고, 유형 4와 5에서 세분화된 요소를 모두 치료적 관련에서 사고하도록 재통합하였다. 그리고 성인 클라이언트를 위한 작업환경에서 중재계획(plan for intervention)을 보여주기 위해 이 활동을 사용하였다.

단원 8에서는 활동의 다섯 가지 유형 모두를 순서적으로 다시 사용한다. 우리는 작업치료 중재에서 활동의 다목적성(versatility of activity)을 더 많이 예증하기 위해 이런 사례들을 사용한다. 처음 네 가지 유형에서 활동은 이전처럼 다룬다. 과정의 적용부분(application portion of the process)인 다섯 번째 유형에서는 집단치료에서 활동을 목표-지향적(goal-directed)으로 사용하는 것을 보여준다. 이 사례에서 치료사는 각자 다른 장애를 가진 학령기 소집단 아동을 대상으로 그들의 사회적 기술을 향상시키기 위해 '쿠키 만들기' 활동은 적용하고 있다.

단원 9에서는 학생들이 교과서에서 보여준 다섯 가지 유형을 웹사이트에서 사용할 수 있도록 교육시킨다. 이것을 통해 학생들은 유형(forms)의 전부 혹은 부분을 수업과제물로 접근하기 쉽고 자주 사용할 수 있다. 웹사이트의 이용은 작업에 대한 활동분석과 적용을 학교수업, 임상실습 그리고 임상현장에서 간편하게 사용할 수 있는 학습도구로 만든다. 우리는 웹사이트를 이용하여 효과적인 보고서를 만들 수 있고, 대중에게 더 폭 넓은 작업치료의 범주를 보여줄 수 있다.

단원 8

과정을 재검토하면서

A Review of the Process

유형 1

활동 인식 유형
ACTIVITY AWARENESS FORM

학생 : 예 날짜:

활동 : 제과법에 따라 쿠키 만들기

과정 :

지시사항: 방금 수행한 활동을 회상하면서 머릿속에 떠오르는 첫 단어를 가지고 다음의 문장을 완성하라.

1. 이 활동을 하는 동안 나는 ___________ 생각하고 있었다.
   어렸을 때 엄마와 내가 쿠키를 만들었던 시절을.

2. 이 활동을 하는 동안 나는 ___________ 느꼈다.
   '이것을 더 자주 해야지', '이것은 정말 재미 있다' 라고.

3. 이 활동을 하면서, 나는 내 신체의 일부분 중 ___________ 를 사용하고 있었다 라는 것을 기억한다.
   내 손과 손가락, 맛을 보기 위한 혀, 냄새를 맡기 위한 코

4. 이 활동을 하기 위해 나는 ___________ 할 필요가 있다.
   잘못된 재료를 넣거나 오븐 위에 팬을 너무 오래 올려놓지 않도록 주의집중

5. 내가 이 활동을 다시 할 때 나는 ___________ 할 것이다.
   우리 모두가 앉을 수 있도록 조리대에 의자를 갖다 놓고 또한 양을 두 배로.

6. 이 활동을 하면서 나는 ___________ 알게 되었다.
   빵 굽는 것을 무척 좋아하고, 특히 빵 냄새 그리고 '집에서 만든 음식' 을 좋아한다 라는 것을.

유형 2

행동 확인 유형
ACTION IDENTIFICATION FORM

학생 : 예 날짜:

활동 : 제과법에 따라 쿠키 만들기

과정 :

지시사항: 활동을 선택하고 'Do-What-How' 양식을 사용하라. 그리고 당신이 이 활동을 수행할 때 요구되는 주요 행동을 10가지 단계나 그 이하로 나누어 순서대로 작성하라. 다른 사람이 똑같은 활동을 수행하는 것을 관찰한 후 연습을 반복하라.

자신의 관찰(Observation of self)

1. 쿠키 재료를 알맞게 준비한다.
2. 재료를 계량하고 그것을 완전히 섞는다.
3. 오븐을 미리 정확하게 예열시킨다.
4. 쿠키시트(cookie sheets)에 오일을 띄엄띄엄 바른다.
5. 시트 위에 쿠키 반죽(dough)을 스푼으로 떠서 적당한 간격으로 놓는다.
6. 쿠키 반죽이 놓인 쿠키시트를 오븐에 넣고 시간을 정확하게 맞춘다.
7. 쿠키가 굽힐 때까지 인내하며 기다린다.
8. 쿠키시트를 벗기고 왁스종이(wax paper)에 과자를 조심스럽게 놓는다.
9. 사용한 접시와 조리대를 깨끗하게 씻는다.
10. 쿠키를 맛있게 먹는다.

타인의 관찰(Observation of another)

1. 지시사항을 상세히 읽는다.
2. 재료와 제과용구(utensils)를 찾아서 잘 진열한다.
3. 오븐을 미리 예열시키고 알맞은 트레이(tray)를 준비한다.
4. 제과법을 주의 깊게 따른다.
5. 쿠키반죽을 트레이에 적절히 놓는다.
6. 굽기 위해 트레이(tray)를 오븐에 넣고 정확한 시간을 맞춘다.
7. 사용한 접시가 물에 잘 부풀도록 한다.
8. 쿠키를 조심스럽게 떼 낸다.
9. 사용한 접시와 부엌을 깨끗이 정리한다.
10. 앉아서 쿠키를 마음껏 먹는다.

유형 3

대상자의 수준에 맞는 활동 수행 분석
ACTIVITY ANALYSIS FOR EXPECTED PERFORMANCE

학생 : 예 날짜:

활동 : 제과법에 따라 쿠키 만들기

과정 :

섹션 1: 활동 요약(Activity Summary)

지시사항: 아래 목록에 있는 항목에 답하라.

A. 활동의 이름과 내용에 대해서 간단히 기술하라.

활동이름은 '제과법에 따라 쿠키 만들기'. 학생은 쵸코렛 칩 쿠키 만드는 제과법을 읽고, 필요한 도구와 재료를 준비하고, 설명에 따라 반죽을 만들고 쿠키를 구울 것이다.

B. 주요 단계의 순서(sequence of major steps)(10단계 이하: 각 단계를 완성하는데 걸리는 시간)

제과법을 읽는다.	*2분*
필요한 재료와 제과 용구를 준비한다.(부엌에 이미 준비되어 있다고 가정한다)	*5분*
오븐의 온도를 예열시킨다.	*30초*
재료의 량을 계측하고 섞는다.	*10분*
쿠키시트(baking sheet) 위에 쿠키반죽을 놓는다.	*5분*
오븐에 쿠키반죽을 놓은 쿠키시트를 넣는다.	*1분*
오븐 타이머의 시간을 맞춘다.	*30초*
타이머 시간이 울릴 때가지 쿠키를 굽는다.	*15분*
오븐에서 쿠키시트를 꺼낸다.	*1분*
제과주걱으로 시트에 있는 쿠키를 떼어 내고 냉각 판 위에 놓는다.	*5분*
	총시간 = 45분

C. 주의 사항(precautions)('주요 단계의 순서'를 다시 보라)

학생이 쿠키를 구울 때 오븐에서 쿠키시트를 넣거나 꺼낼 때 오븐 장갑을 사용해야한다. 또한 뜨거운 쿠키시트에서 쿠키를 떼어 낼 때도 오븐 장갑을 사용할 수 있다. 학생은 오븐기를 다룰 때 안전절차를 숙지해야 하고 재료의 양과 굽는 온도를 변경시켜서는 안된다.

D. 고려할 점(special considerations)(나이, 교육정도, 문화 관련, 성정체성, 기타)

이 활동을 완성하기 위해, 학생은 글을 읽을 수 있어야 하고, 분수와 같은 산수개념을 이해하며 그리고 오븐을 조작할 수 있어야 한다. 성별확인은 필요하지 않다. 문화적으로 볼 때, 참여자는 요리를 하고 자신이나 다른 사람을 위해서 음식을 준비하는 데에 가치와 흥미를 가지고 있다. 사회의 여러 하위집단에서는 이러한 활동을 높이 평가하고 훌륭하게 본다.

E. 완성된 프로젝트의 수용 기준(acceptable criteria for completed protect)

이 활동의 결과는 쿠키는 골드 브라운 색깔을 뛰고, 먹음직스럽고 맛있으며 그리고 손으로 쥐어서 먹기에 알맞은 크기로 만들어져야 한다.

유형 3

대상자의 수준에 맞는 활동 수행 분석 (계속)
ACTIVITY ANALYSIS FOR EXPECTED PERFORMANCE

F. 활동 요구(activity demand)

1. 물건과 그들의 속성(objects and their properties)

   a. 도구/장비(비소모품), 비용 그리고 구매 장소(source)

   쿠키를 굽는데 필요한 도구와 장비는 가정용품도매상에서 구매할 수 있다. 이 항목은 다음과 같다:

반죽 그릇	*3달러*
반죽 스푼	*1달러*
계량컵	*1달러*
계량스푼	*1달러 50센트*
빵 굽는 종이(쿠키시트)	*3달러*
냉각 판	*3달러*
주걱	*1달러*
오븐 장갑	*3달러*

   타이머부착 오븐(최근비용미지불)

   비소모용 도구와 장비의 총 비용은 16.50달러이다.

   b. 재료/공급(소모품), 비용 그리고 구입처(source)

   쵸코렛 칩 쿠키를 만드는데 필요한 재료는 식품가게에서 살 수 있다. 필요한 재료와 공급은 다음과 같다:

   밀가루
   계란
   흰설탕
   흑설탕
   소금
   버터
   쵸코렛 칩 조각
   땅콩
   베이킹 파우더
   바닐라

   또한, 오븐을 이용하기 위해 가스나 전기 에너지가 필요하다.

   소모품의 전체 비용은 10달러 이하이다.

2. 공간적 요구

   이 활동을 수행하기 위해, 적절한 조리대 공간이 있는(약 5피트) 부엌시설이 필요하다.

3. 사회적 요구

   학생은 다른 사람들과 상호작용을 하지 않지만 다른 사람이 언제든지 부엌을 사용할 수 있도록 부엌을 깨끗이 해야 하는 것을 인식하고 있어야 한다. 쿠키 만들기는 누구에게 선물을 주거나 사회적 기능을 위해 할 수 있는 활동이다.

유형 3

대상자의 수준에 맞는 활동 수행 분석 (계속)
ACTIVITY ANALYSIS FOR EXPECTED PERFORMANCE

섹션 2: 작업 수행 영역에 대한 분석(Analyzing Performance Areas of Occupation)

A. 일상생활활동(ADL: activities of daily living)

1. 목욕/샤워(bathing/showering)

2. 대소변 관리(bowel and bladder management)

3. 옷 입고 벗기(dressing)

4. 먹기(eating)
   쿠키 만들기 준비를 하고 구운 다음 쿠키를 먹을 것이다.

5. 식사하기(feeding)

6. 기능적인 이동(functional mobility)
   기능적인 이동은 필요한 도구와 재료를 찾기 위해 부엌으로 이동하고 쿠키를 만들고 굽는데 요구된다.

7. 개인용품 관리하기(personal device care)

8. 개인위생 및 몸치장(personal hygiene and grooming)
   쿠키를 만들기 전에 손을 씻는다.

9. 성 관련 활동(sexual activity)

10. 수면/휴식(sleep/rest)

11. 화장실 위생(toilet hygiene)

B. 수단적 일상생활활동(IADL: instrumental activities of daily living)

1. 다른 사람 돌보기(care of others)

2. 애완동물 돌보기(care of pets)

3. 자녀 양육(child rearing)

4. 의사소통 매체 사용(communication device use)

5. 지역사회 이동(community mobility)

6. 재정 관리(financial management)

7. 건강관리 및 유지(health management and maintenance)
   쿠키 만들기와 굽기는 건강유지에서 볼 때 '영양섭취'로 볼 수 있다.

유형 3

대상자의 수준에 맞는 활동 수행 분석 (계속)
ACTIVITY ANALYSIS FOR EXPECTED PERFORMANCE

8. 가정관리 및 유지(home establishment and management)
   학생은 재료를 구입할 때 상품의 가격에 대해서 인식할 필요가 있다. 학생은 재료 구입비가 한정되어 있으므로 비싼 상품보다는 대처할 만한 다른 상품을 살 수 있다. 학생은 제과 만들기 활동을 위해 모든 장비(예, 오븐, 냉장고, 수도시설 등)가 잘 준비되어 있고 작업 순서대로 있기를 바랄 것이다.

9. 식사준비와 설겆이(meal preparation and cleanup)
   학생은 쿠키 만들기를 준비하고, 재료 통을 열고 닫고, 오븐을 사용하고 그리고 주방 도구를 이용할 것이다. 마찬가지로 정리정돈도 할 것이다.

10. 안전조치 및 응급상황 대처(safety procedures and emergency response)
    안전은 주방 도구와 오븐을 사용할 때 고려되는 사항이다.

11. 쇼핑(shopping)
    학생은 재료 준비를 위해 쇼핑이 필요할 수 있다. 하지만 쿠키 만들기 활동에 필요한 모든 재료는 이 부엌에서 공급될 수 있다.

C. 교육(education)
1. 공교육 참여(formal educational participation)
2. 교육적 욕구 및 흥미 탐색(exploration of informal personal educational needs or interests)
3. 사교육 참여(informal personal education preparation)

D. 일(work)
1. 구직 관심 및 찾기(employment interest and pursuits)
2. 구직 탐색 및 취업(employment seeking and acquisition)
3. 직업 수행(job performance)
4. 퇴직 준비 및 적응(retirement preparation and adjustment)
5. 자원봉사 탐색(volunteer exploration)
6. 자원봉사 참여(volunteer participation)

E. 놀이(play)
1. 놀이 탐색(play exploration)
2. 놀이 참여(play participation)

유형 3

대상자의 수준에 맞는 활동 수행 분석 (계속)
ACTIVITY ANALYSIS FOR EXPECTED PERFORMANCE

F. 여가(leisure)

1. 여가 탐구(leisure exploration)

2. 여가 수행(leisure participation)
   쿠키 굽기는 학생에게 즐거운 활동이면서 레저 기술을 제공한다.

G. 사회 참여(social participation)

1. 지역 사회(community)

2. 가족(family)

3. 동료, 친구(peer, friend)
   다른 사람에게 쿠키를 주는 것은 사람들과 상호작용하고 공유하는 방법을 알려준다. 또한 쿠키 만들기는 여러 사람들이 모인 집단에서도 이루어질 수 있다.

섹션 3: 수행 기술과 클라이언트 요소에 대한 분석
(Analyzing Performance Skills and Client Factors)

Part I. 수행 기술 (performance skills)

A. 운동 기술(motor skills)

1. 자세(posture) [안정성, 정열, 위치 : stabilizes, aligns, positions]
   나는 조리대에서 쿠키 반죽을 만드는 동안 선 자세(standing posture)를 유지하는 것이 필요하고, 오븐에 반죽 도우(dough)를 넣고 꺼낼 때 적절한 자세(posture)를 사용한다. 오븐에 쿠키 반죽을 넣을 때 허리를 사용하는 것 대신 무릎을 굽히는 것과 같이 바른 신체 역학을 유지하기 위해, 다른 신체 일부분과 상체를 바르게 배열(good alignment)할 필요가 있다.

2. 이동성(mobility) [걷기, 뻗기, 구부리기 : walks, reaches, bends]
   나는 부엌 주변을 걷고(walks), 조리대나 부엌 선반에 놓인 물건이나 재료를 집기 위해 손을 뻗치고(reach); 오븐에서 쿠키 반죽을 넣고 꺼낼 때 허리(bending)를 굽힐 필요가 있다.

3. 협응력(coordination)〔협응, 조작, 유연성: coordinates, manipulates, flows〕
   나는 부엌 주변을 걷고, 반죽을 밀고, 팬을 옮기고 그리고 똑바로 서있기 위하여 어깨, 몸통, 엉덩이 관절의 대근육을 대부분 능동적으로 조절한다. 이러한 작업을 하는 동안, 손과 손가락의 소근육 협응(fine coordination)에는 재료를 계측하고, 주방도구를 다루고(manipulate) 그리고 팬에 쿠키 반죽을 놓는 수준 높은 기술이 요구된다.

4. 힘과 노력(strength and effort)〔움직이기, 이동, 들기, 측정하기, 잡기: moves, transports, lifts, calibrates, grips〕
   근력 수준에서 'fair plus' 에서 'good strength' 는 재료를 들고(lift), 쿠키 반죽을 섞고, 똑바로 선 자세를 유지하고 그리고 팬을 오븐에 옮기는데(transport) 필요하다. 나는 할당된 시간동안 쿠키 만들기를 시작해서 완성하기까지 충분한 체력(stamina)이 필요하다. 쥐기(grip)는 작은 주걱과 같은 주방도구를 쥐는데 필요하다.

유형 3

대상자의 수준에 맞는 활동 수행 분석 (계속)
ACTIVITY ANALYSIS FOR EXPECTED PERFORMANCE

5. 에너지(energy) 〔지속하기, 속도유지: endures, paces〕
지구력(tolerance)은 쿠키 만들기 활동을 완성하는데 필요한 시간 즉, 약 30분에서 1시간 동안이다.

B. 처리 기술(process skills)

1. 에너지(energy) 〔속도유지, 주의력: paces, attends〕
경계(alertness)는 부엌에서 결정된 양의 재료를 계측하고 안전에 대해서 인식할 때 필요하다. 이러한 활동을 완성하기 위해 내가 누구인지, 지금이 몇 시인지, 나는 어디에 있는지에 대해서 나는 알고 있다. 예를 들면, 나는 친구를 위해 쿠키를 만들고 있는 성인이다; 지금은 아침이고 등교하기 전에 이 활동을 완성하기 위한 시간이 충분하다. 그리고 이 활동을 효과적으로 완성하기 위해 집안의 적절한 공간인 부엌에서 일하고 있다; 나는 이 활동을 완성하는데 필요한 재료와 도구의 사용에 대해서 잘 알고 있고 할당된 시간동안 이 활동에 집중할 수 있다.

2. 지식(knowledge) 〔선택, 사용, 다루기, 주의, 요구: chooses, uses, handles, heeds, inquires)
나는 과제와 관련된 지식(knowledge)을 찾고 적용하는 능력이 있다. 예를 들면, 나는 쿠키 재료가 신선한지 적절한 비율로 배합이 되었는지를 결정하기 위해 반죽을 맛보고 눈으로 평가한다. 또한 나는 대용할 재료가 언제 필요하고 쿠키 굽는 시간과 오븐 온도가 잘못되었을 때 어떻게 수정하는지를 결정할 필요가 있다. 쿠키를 구울 때 새로운 방법을 습득해야 될 일이 일어날 수 있다. 예를 들면, 쿠키를 태우고, 오븐이 커져 있거나 또는 굽는 시간을 조절할 필요가 있다라는 것을 깨닫음으로써 다음에는 그런 실수를 예방한다; 아니면, 쿠키 만드는 재료를 다르게 바꾸거나 더 맛있게 만드는 방법을 나는 깨닫는다.

3. 시간의 조직화(temporal organization)〔시작, 지속, 순서, 종료: initiates, continues, sequences, terminates)
나는 지금 몇 시 인줄 알고, 하고 싶은 동기의식을 느끼고 그리고 시작에 필요한 재료가 있기 때문에 이 활동을 언제 시작할(start) 수 있을지를 분명히 알고 있다. 나는 이 활동을 완성하는데 어느 정도의 시간이 남아 있으며, 언제 쿠키가 완전히 굽히는지(done baking), 언제 정리정돈(cleaned up)을 하고, 마무리(finished)가 되는지를 알고 있다. 나는 이 활동을 완성하기 위한 정보와 절차(information and actions)를 제대로 관리해서 준비를 적절하게 수행한다. 예를 들면, 나는 쿠키 팬에 기름을 바르고 반죽을 한 스푼 올려 놓는다.

4. 공간 및 사물 조직화(organizing space and objects)〔찾기/위치, 모으기, 구성하기, 복원하기, 조정하기: searches/locates, gathers, organizes, restores, navigates〕
이 기술은 쿠키를 만드는데 있어 나에게 꼭 필요한 것이다: 왜냐하면 나는 논리적인 방법으로 재료와 도구를 배치(locate)시키고 모아두고(gather), 작업대에서 손쉽게 근접할 수 있도록 조직적으로 정리하고(organize), 부엌을 원래의 상태로 보존해야하기(restore) 때문이다. 예를 들면, 사용한 밀가루와 설탕을 밀폐용기에 다시 담아두고, 내가 부엌에서 부딪히지 않고 안전하게 다니며, 재료를 엎거나 부딪쳐 넘어뜨리지 않는다.

유형 3

대상자의 수준에 맞는 활동 수행 분석 (계속)
ACTIVITY ANALYSIS FOR EXPECTED PERFORMANCE

5. 적용(adaptation) 〔인식/반응, 순응, 조절, 이익: notices/responds, accommodates, adjusts, benefits〕
   만약 오븐에서 타는 냄새가 나면, 나는 쿠키가 타는 것을 막기 위해 반응(response)을 해야 한다. 만약 재료가 이용할 수 없게 되면, 나는 대용품을 찾아서 공급할(accomodate) 수 있다; 마찬가지로 환경에서 어떤 변화에 대해 조절할(adjust) 수 있는 것이 필요하다. 예를 들면, 공기를 밖으로 빼기 위해 부엌의 환풍기를 켠다.

C. 의사소통/상호작용 기술(communication/interaction skills)

1. 신체적 특징(physicality)〔접촉, 응시, 몸짓, 행동, 방향, 자세: contacts, gazes, gestures, maneuvers, orients, posture〕
   나는 이 활동을 나 혼자서 하고 있다. 그래서 이런 기술들이 나에게 요구되지 않는다.

2. 정보교환(information exchange)〔발음, 주장, 질문, 참여, 표현, 조절, 공유, 말하기, 유지: articulates, asserts, asks, engages, expresses, modulates, shares, speaks, sustains〕
   1번과 같은 상황

3. 관계(relations)〔협력, 순응, 초점 맞추기, 관계형성, 존중: collaborates, conforms, focuses, relates, respects〕
   1번과 같은 상황

Part II. 클라이언트 요소 (clients factors)

A. 신체 기능 범주(body function categories)

1. 정신 기능(mental functions)〔정서, 인지, 지각; affective, cognitive, perceptual〕
   a. 전반적인 정신기능(global) 〔의식, 지남력, 수면, 기질 및 성격, 에너지와 욕구; consciousness, orientation, sleep, temperament, and personality, energy and drive)
      나는 부엌에서 미리 정해진 양의 재료를 계측하고 안전에 대해서 인식하면서 일하고 있을 때 의식적이어야 하고 이름, 장소, 시간 그리고 자신에 대한 지남력이 있어야 한다. 나는 우정을 중요시 여기고 그것의 상징과 선물로 쿠키를 나누어 먹기를 바란다. 나에게 쿠키를 굽는 일은 무엇인가 하는 것을 즐기는 흥미로운 것이다.

   b. 특정 정신 기능(specific)〔집중력, 기억력, 지각기능, 사고력, 고차원적 인지기능, 언어기능, 계산능력, 운동 계획, 심리운동, 정서, 시간의 경험; attention, memory, perceptual, thought, higher-level cognition, language, calculation, motor, planning, psychomotor, emotional, experience of self and time〕
      나는 이 일을 완성하기 위해 주의집중을 해야 한다; 나는 과자를 굽는 것을 기억하고 있고, 현재 활동에 적용할 수 있다. 나의 모든 지각 기능은 운동계획과 감각자극의 해석에 사용된다. 예를 들면, 가벼운 터치, 시각, 후각 등이 있다. 문제 해결과 시간 관리는 이 활동에서 해결되어질 것이다. 나는 이 활동을 하는 동안 내 자신에 대해서 긍정적으로 생각하고 있다.

유형 3

대상자의 수준에 맞는 활동 수행 분석 (계속)
ACTIVITY ANALYSIS FOR EXPECTED PERFORMANCE

2. 감각기능과 통증(sensory functions and pain)
   a. 시각 및 관련 기능(seeing)
   요리책, 상품 라벨, 타이머를 보거나 이 활동을 하는 동안 시계 소리를 듣고 쿠키가 굽혔는지 판단해야 할 때 눈으로 봐야 한다.

   b. 청각(hearing)/전정 감각(vestibular)
   나는 부엌에서 일할 때 균형을 유지하는 것이 필요하다.

   c. 기타감각(others)〔미각, 후각, 고유수용성감각, 촉각, 구별감각; taste, smell, proprioception, touch, discrimination〕
   위에서 보았듯이, 나는 쿠키를 굽는 활동을 할 때 여러 가지 자극들을 경험해야 한다.

   d. 통증(pain)
   내가 오븐이나 쿠키 판에 의해 화상을 입을 수 있다.

3. 신경근육골근 기능과 움직임에 관련된 기능(neuromusculosketetal and movement related function)
   a. 관절 및 뼈(joint and bones)〔운동성, 안정성: mobility, stability〕
   신체적으로 관절과 뼈는 내가 부엌에서 효과적으로 움직이도록 해준다.

   b. 근육(muscle) 〔힘, 긴장도, 지구력: power, tone, endurance〕
   충분한 근력과 지구력이 이 활동을 수행하는데 필요하다.

   c. 움직임(movement)〔운동반사, 반응, 수의적인 움직임, 불수의적 움직임, 보행; motor, reflex, reactions, voluntary gait, involuntary gait〕
   반사와 반응에 문제가 없어 자발적인 움직임을 수행할 수 있다.

   d. 심혈관계, 조혈계, 면역계, 호흡계(cardiovascular, immunological, and respiratory)
   나의 심혈관계과 호흡계가 충분히 잘 기능하므로 짧은 숨을 쉬지 않고, 휴식 없이 그리고 다리가 붓지 않은 상태에서 이 활동을 할 수 있다.

   e. 목소리와 말하기(voice and speech)
   내가 혼자서 흥얼거리거나 노래를 부르지 않는다면 이 활동에는 필요하지는 않다.

   f. 소화계, 대사계, 내분비계(digestive, metabolic, and endocrine)
   내가 쿠키를 먹으면 그것을 소화시키는 것에는 문제가 없을 것이다.

   g. 비뇨기계와 생식기계(genitourinary and reproductive)

   h. 피부, 머리카락과 털, 손톱과 발톱(skin, hair, and nails)
   내가 도구를 만지거나 작업 공간에 접촉할 때 피부가 닿게 되고, 가끔 머리카락이 내려오면 뒤로 올릴 것이다.

유형 3

대상자의 수준에 맞는 활동 수행 분석 (계속)
ACTIVITY ANALYSIS FOR EXPECTED PERFORMANCE

B. 신체 구조 범주(body structure categories)

1. 신경계(nervous system)
   신경계는 내가 이 활동을 하는데 필수적이다.

2. 눈, 귀 그리고 관련 구조(eye, ear, and related structure)
   눈은 내가 활동을 할 때 보도록 해주고 귀는 타이머를 듣도록 해준다.

3. 목소리와 말하기(voice and speech)

4. 심혈관계, 면역계, 호흡기계(cardiovascular, immunological, and respiratory)
   이런 신체 구조는 내가 활동을 하는데 필수적이다.

5. 소화기계(digestive)
   내가 쿠키를 먹기로 결정하면 나의 소화기계는 순서대로 기능을 한다.

6. 비뇨기계와 생식기계(genitourinary and reproductive)

7. 움직임(movement)
   내가 부엌에서 일할 때와 그곳 주위를 다닐 때 필수적이다.

8. 피부와 관련 구조(skin and related structure)
   이러한 구조는 내가 환경을 정확하게 느끼고 지각하도록 해준다.

섹션 4: 수행 패턴과 수행 배경의 분석(Analyzing Performance Patterns and Contexts)

Part I. 수행 패턴(performance patterns)

A. 습관(habits)
이 활동은 일상의 수행을 지지해주는 측면에서 유용하다.

B. 일과(routines)
쿠키를 만드는 것은 정해진 순서를 요구한다.

C. 역할(roles)
가정주부와 친구의 역할

Part II. 수행 배경(performance contexts)

A. 문화적 배경(cultural)
쿠키 만들기는 내가 사는 문화에서 가족과 동료들에게 가치 있는 활동이고 긍정적인 것으로 인식된다.

유형 3

대상자의 수준에 맞는 활동 수행 분석 (계속)
ACTIVITY ANALYSIS FOR EXPECTED PERFORMANCE

B. 물리적 배경(physical)
쿠키 만들기를 부엌에서 하면서 나는 오븐, 싱크대, 요리대, 냉장고, 요리도구 그리고 재료를 사용하기 위해 접근을 해야 한다.

C. 사회적 배경(social)
나는 혼자서 쿠키 만들기를 한다.

D. 개인적 배경(personal)
나는 24살의 여학생이다.

E. 영적 배경(spiritual)
쿠키를 만들어서 다른 사람에게 선물로 주거나 나누어 주는 것은 나에게 의미가 있다.

F. 시간적 배경(temporal)
나는 젊은 성인이고 쿠키 만들기 위한 스케줄을 만들었다.

G. 가상적 배경(virtual)

유형 4

치료중재를 위한 활동 분석
ACTIVITY ANALYSIS FOR THERAPEUTIC INTERVENTION

학생 : 예 날짜:

활동 : 제과법에 따라 쿠키 만들기

과정 :

섹션 1: 활동 설명 (Activity Description)

A. 활동에 대한 간단한 설명(provide a brief description of activity)

학생은 초코렛 칩에 대한 제과 설명서를 읽고, 필요한 도구나 재료를 준비하며, 제과 방법에 따라 반죽을 하고 쿠키를 만들 것이다.

B. 주요한 활동 단계 확인(identify major steps)

1. *쿠키 만드는 제과 방법을 읽는다.*
2. *필요한 재료와 주방 용기를 준비한다.*
3. *오븐의 온도를 미리 맞춘다.*
4. *재료를 계측하고 섞는다.*
5. *쿠키 시트 위에 반죽된 덩어리를 놓는다.*
6. *오븐에 반죽이 놓인 쿠키시트를 넣는다.*
7. *오븐 타이머를 맞춘다.*
8. *오븐에서 쿠키를 굽는다.*
9. *타이머가 울리면 오븐에서 쿠키시트를 꺼낸다.*
10. *시트에 있는 쿠키를 떼 내어서 냉각선반에 놓는다.*

섹션 2: 치료의 질 (Therapeutic Qualities)

A. 에너지 패턴(energy patterns) — 일 유형에 따라 요구되는 경도, 중등도, 중증도(light, moderate, heavy work patterns)의 에너지 수준을 기술하고, 각 수준에 대해 설명을 자세히 한다(6장의 MET 수준의 설명을 말한다). 심혈관계, 호흡계, 근지구력에 대한 클라이언트의 요인을 고려한다.

이 활동은 중등도의 일 유형(moderate work pattern)을 사용하여 완성할 수 있다. 이 활동은 MET 2.5~3.0 수준이 필요하다. 참여자는 이 활동을 준비하고 완성하는 것뿐만 아니라 신체적으로도 그 환경 내에서 움직이고 주방용기와 장비를 다룰 수 있도록 집중하고 조직화하는 능력이 필요하다. 참여자에게 인지적이고 신체적인 요구가 부여되지만 그 요구들이 심신을 피로하게 하지는 않는다.

B. 활동 패턴(activity patterns) — 활동을 성공적으로 완성하기 위해 기대하고 있는 활동의 유형을 설명하라.

1. 구조적/방법적/순서적(structural/methodical/orderly)

   쿠키를 만드는 일은 세 가지 특징을 가진다. 왜냐하면 참여자는 제과법의 단계를 따라야 하고, 계란을 깨뜨리고 계측하는 방법을 알아야 하고 그리고 과정의 순서를 지킬 줄 알아야 하기 때문이다. 그리고 재료를 실수하여 사용하지 않고 부엌을 깨끗하게 정리정돈 해야 한다.

유형 4

치료중재를 위한 활동 분석 (계속)
ACTIVITY ANALYSIS FOR THERAPEUTIC INTERVENTION

2. 반복적(repetitive)
   반죽을 믹스하고, 쿠키 팬에 반죽을 스푼으로 떠 담고, 그리고 팬 위에 쿠키를 하나하나 떼어내는 모든 단계가 반복적인 유형이다.

3. 표현적/창조적/투사적(expressive/creative/projective)
   참여자는 쿠키 만드는 일을 하면서 우정과 나눔을 보여 준다; 사람들은 반죽된 밀가루로 다른 것을 쉽게 만들고 쿠키를 예쁘게 꾸밀 수 있다.

4. 촉각(tactile)
   a. 다른 사람과 접촉(예, 개인이 적극 참여하는, 보조를 위해 옆에 서 있는)
      이 활동은 다른 사람과의 접촉은 없다.

   b. 재료(예, 유순한, 감각적인)
      이 활동을 수행할 때 반죽을 만지면 부드럽고 말랑한 느낌이 있고, 다른 재료를 만지면 물기가 있거나 단단하다.

   c. 장비(예, 크기, 다루기 쉬움, 모양)
      이 활동을 할 때 참여자는 제과 용기, 오븐, 냉장고 그리고 조리대를 이용하면서 일을 한다. 이러한 도구와 장비는 부엌일을 하기에 크기와 모양이 정확하게 되어 있다.

C. 수행 패턴(performance patterns)

1. 습관(habits)
   이 활동은 일상의 일을 수행을 하기 때문에 유용하다.

2. 일과(routines)
   쿠키를 만드는 것은 정해진 순서가 있다.

3. 역할(roles)
   나는 쿠키를 만들 수 있고 다른 사람들과 쿠키를 나누어 먹는 학생이면서 친구이다.

섹션 3: 치료 적용 (Therapeutic Application)

A. 대상(population) — 이 활동을 어떤 사람에게 어떤 방법으로 사용하면 작업수행을 증가시킬 수 있는지 토론하라. 운동기술(motor skill), 처리기술(process skill), 의사소통 및 대인관계 기술(communication/interaction skill)을 고려해 보라. 어떤 금기사항이 있는지 확인하라.
   이 활동은 일상생활활동의 수행영역에서 식사하기(eating)와 기능적 이동(functional mobility)에 관련되어 있고, 수단적 일상생활활동에서는 건강관리와 유지(health management and maintenance), 식사준비와 정리(meal preparation/cleanup), 안전 절차(safety procedures), 쇼핑(shopping), 레저 활동(leisure participation) 그리고 과자를 만들어 다른 사람들과 같이 나누어 먹는 사회적 참여(social participation)와 관련이 있다. 이런 활동은 거의 모든 수행 기술을 이용한다. 그러나 다음의 수행 기술들은 특히나 더 유용하다; 운동(motor) —

유형 4

치료중재를 위한 활동 분석 (계속)

ACTIVITY ANALYSIS FOR THERAPEUTIC INTERVENTION

부엌 조리대에 서서 일하고 있는 동안 선 자세의 정열(alignment of standing position), 제과 도구를 사용하는 동안 몸과 팔의 위치(positioning body and arms), 걷기(walking), 과자 만들기 활동을 하는 동안 팔과 몸을 굽히거나 뻗기(reaching and bending), 활동을 완성하기 위한 노력에 따라 양쪽 신체 움직임의 협응(coordination of bilateral motor); 과정(process) — 필요한 도구를 사용하고 다루기 위한 지식(knowledgy)을 가지고 있는 것(예, 제과법에 따라 계측하기, 순서(sequencing)에 따라 만들기, 부엌에서 일할 때 재료를 정리하기(organizing), 과자를 만들면서 실수를 했거나 분위기를 조절(adjust)할 수 있는 상황에서 적응하기(adapting); 의사소통/상호작용(communication/interaction) — 혼자서 하는 일이므로 해당되지 않음.

금기사항으로 인지적으로 안전 절차를 이해하지 못하는 사람이나 주방용기/도구를 가지고 자해(self-destructive)를 할 수 있는 사람은 적용될 수 없다. 또한, 전염성 질환을 가지고 있는 환자는 배제될 필요가 있다. 음식 알르레기 환자와 당뇨병 환자와 같이 음식이 제한되어 식이요법(food-restricted diet)을 필요로 하는 환자는 고려되어야 한다.

이 활동을 적용할 수 있는 대상-준거-그룹(population-based-groups)은 일상생활활동과 가사 관리 훈련이 필요한 뇌졸중 환자나 노인 환자가 될 수 있고, 자신감 강화가 필요한 심리사회적 문제를 가진 환자가 대상이 될 수 있다. 양발로 서서 지구력과 인내력(standing tolerance and endurance)을 필요로 하는 사람들에게도 적절하다. 이 활동은 또한 활동계획과 지시 따르기 연습이 필요로 하는 뇌손상 환자에게도 사용될 수 있다. 이 활동은 환자군의 요구에 대해 다양한 방법에서 알맞게 적용할 수 있기 때문에 취학 전 아동에서부터 성인에 이르기까지 거의 모든 나이의 집단에 사용할 수 있다. 이런 융통성 때문에 많은 임상과 지역사회 시설에서는 이 활동을 유용하게 생각하고 있다.

B. 단계적 조절(gradation) — 다음에 의해 이 활동을 단계적 조절하는 방법을 기술하라.

1. 활동순서(activity sequence), 지속시간(duration) 그리고/또는 활동 과정(activity procedures)

   활동 순서는 클라이언트의 요구를 다양한 방법으로 적용시키기 위해 바꿀 수 있다(예, 포장된 쿠키믹스 사용하기 또는 단계를 줄이기 위해 냉동쿠키믹스 사용하기). 감독(supervision)에는 직접적인 참여에서 옆에서서 관찰만 하는 것까지 다양할 수 있다.

   활동의 지속시간(duration of activity)은 클라이언트의 인내력, 주의집중 시간, 신체적 능력에 따라 클라이언트가 필요로 한다면 짧게 할 수도 있고 잠깐의 휴식을 가질 수도 있다.

   활동 과정(activity procedure)은 다른 종류의 제과법을 환자에게 제시하여 몇 단계로 나눌 수 있다; 다른 대안의 방법으로 예를 들면, 스푼을 사용하여 믹스하는 것 대신에 전기믹스기를 사용할 수 있고, 모든 재료를 미리 계측할 수 있고 그리고 안전을 고려하여 클라이언트 대신에 치료사가 쿠키 팬을 오븐에 대신 넣어줄 수도 있다. 오븐 사용의 위험성을 줄이기 위해 전자 렌지로 만들 수 있는 쿠키를 사용할 수도 있다.

2. 개인의 작업 자세(working position of the individual)

   클라이언트는 반죽을 준비하기 위해 서 있기 보다는 오히려 앉아서 수행할 수 있다. 앉아 있는 자세와 서 있는 자세를 휴식시간을 두면서 번갈아 취할 수 있다.

유형 4

치료중재를 위한 활동 분석 (계속)
ACTIVITY ANALYSIS FOR THERAPEUTIC INTERVENTION

3. 도구(tools)
   a. 위치(position)
   제과 도구는 팔을 뻗어 보다 쉽게 취하거나 아니면 보다 힘든 위치에서 취하도록 상황에 따라 다른 장소에 둘 수 있다. 그러나 부엌장비는 접근이 가능한 위치에 배치 할 것이다.

   b. 크기(size)
   반죽 그릇의 크기를 다양하게 하여 편안하게 다룰 수 있다.

   c. 모양(shape)
   제과 용기의 손잡이 모양을 다양하게 하여 쥐기 쉽게 할 수 있다.

   d. 무게(weight)
   반죽 그릇과 주걱에 무게를 적용하여 쉽게 다루도록 할 수 있다.

   e. 질감(texture)
   가능하면 제과 도구의 손잡이를 다양하게 하여 느낌을 다양하게 할 수 있다.

4. 재료(materials)
   a. 위치(position)
   제과 재료를 보다 쉽게 준비하기 위해 미리 양을 계측하여 둘 수 있고, 환자에게 혼자서 재료를 가져오도록 할 수 있다.

   b. 크기(size)
   활동의 목적에 따라 쿠키반죽의 양을 보다 많이 하거나 적게 할 수 있다.

   c. 모양(shape)

   d. 무게(weight)

   e. 질감(texture)
   제과법과 원하는 맛에 따라 반죽의 상태를 변화시켜 바삭거리거나 부드러운 쿠키를 만들 수 있다.

5. 대인관계 접촉의 본질/정도(nature/degree of interpersonal contact)
   대인관계 접촉은 혼자서 하는 활동과 집단으로 하는 활동으로 나눌 수 있다. 감독(supervision)은 클라이언트의 요구에 따라 직접 참여(hands-on)하거나, 가이드(guided)하거나 또는 옆에 서서 관찰(stand by)하는 것으로 분류될 수 있다.

6. 치료사가 사용하는 촉각적, 언어적 또는 시각적 단서의 정도(extent of tactile, verbal, or visual cues used by practitioner during activity)
   치료사는 클라이언트가 독립적인 활동을 완성하는데 필요한 신체적 · 인지적 지시의 양을 처음에는 최대의 단서(maximum cuing)와 직접적인 도움(hands-on facilitation)으로 제공하다가 점차적으로 줄이는 방법으로 다양하게 적용할 수 있다. 방법으로는 언어적으로 지시하거나, 직접 시범을 보여주거나, 그림을 보여주거나 아니면 이런 방법들을 모두 동원할 수 있다.

유형 4

치료중재를 위한 활동 분석 (계속)
ACTIVITY ANALYSIS FOR THERAPEUTIC INTERVENTION

7. 교육-학습 환경(the teaching-learning environment)

   부엌시설의 환경은 치료실의 시뮬레이션 부엌에서부터 테이블, 의자, 제과 도구만을 준비한 실물 크기의 부엌 또는 실제의 가정집 부엌에 이르기까지 다양할 수 있다. 이런 장소는 주위의 산만한 자극이 없는 것에서부터 치료실의 전형적인 소음이 있는 것에 이르기까지 다양할 수 있다. 내담자의 요구에 따라 교육-학습의 가능성(teaching-learning possibilities)은 다양하다.

C. 수정 치료(therapeutic modifications) — 이 활동을 변화시켜 작업수행을 증가시킬 수 있는 방법을 제시하라. 당신이 생각한 근거를 진술하라. 만약 적용이 안된다면 'n/a' 라고 쓰라. 다음에 나오는 용어의 정의는 부록 B에서 볼 수 있는데 첫 번째 판인 '작업치료 서비스 기록을 위한 용어(Uniform Terminology for Reporting Occupational Therapy Service)' 에 기재된 '적응 치료(Therapeutic Adaptation)' 항목과 AOTA에서 출판한 '작업치료사를 위한 임상실습 가이드(The Guide to Occupational Therapy Practice)' 에서 찾아 볼 수 있다.

1. 적응 치료(therapeutic adaptation)

   a. 보조기(orthotic devices)

      만약 필요하다면 환자가 주걱이나 스푼을 쥐도록 도와주기 위해 보조 장치나 스플린트를 만들어 제공할 수 있다.

   b. 의지(prosthetic devices)

      식사준비 활동은 상지나 하지 의지를 가지고 있는 환자에게 기술을 익히기 위해 제공한다(예, 상지 절단자의 경우는 의수를 이용하여 여러 가지 제과도구를 다루면서 쿠키를 만들도록 한다. 그리고 하지절단자의 경우는 오래 서있기(standing tolerance)를 촉진시킬 수 있다.

   c. 보조공학과 적용장치(assistive technology and adaptive devices)

      (1) 주택 개조(architectural modification)

      활동 목적과 클라이언트의 요구에 따라 부엌은 다소 수정될 수 있는 장소로 클라이언트에게 자극과 도전적인 마음을 줄 수 있는 곳이다. 예를 들면, 부엌의 조리대 상판에서 쿠키를 만들기 보다는 휠체어 높이에 맞는 작업대를 설치하여 수행할 수 있다(workstation). 아니면 앞으로 당기는 서랍식 선반(pull-out drawer)을 사용할 수도 있고 접근을 쉽게 하기 위해 테이블을 돌릴 수도 있다).

      (2) 환경 수정(environmental modification)

      바닥, 공간, 조명 그리고 실내온도 모두를 고려한다.

      (3) 도구와 장비 개조(tool and equipment modification): 로우 테크[low tech (예, 집게 reacher)]: 하이 테크[hi tech(예, 컴퓨터 통제 장치 computer control devices)].

      도구와 장비에 적응할 수 있도록 여러 가지 장치를 설치할 수 있다[예, 믹스 고정기 (mixer stand), 강화 손잡이(build-up handles), 쿠키 팬을 오븐기로 옮기기 위한 카터(cart), 조리대 상판에 재료를 떨어지지 않게 하는 턱(ledge), 고정식 컵(suction cup), 계량컵이나 믹스 그릇을 쥐기 위한 코일 물수건(coiled damp towel)]

유형 4

치료중재를 위한 활동 분석 (계속)
ACTIVITY ANALYSIS FOR THERAPEUTIC INTERVENTION

(4) 휠체어 변형(wheelchair modification)

만약 조리대에 접근할 수 없다면 제과 도구를 쉽게 다루기 위해 휠체어 트레이(wheelchair tray)를 부착한다. 휠체어 발받침은 옆으로 이동할 수 있고 팔은 작업대(work station)에 가까이 갈 수 있도록 해야 한다.

2. 예방(prevention)

a. 에너지 보존(energy conservation)

(1) 신체에너지 보존 과정(energy-saving procedures)

모든 제과 도구와 재료를 바로 쓸 수 있도록 준비하여 노력을 줄인다. 반죽을 믹스하는 동안 앉아서 있고, 활동의 단계를 더 세분화하고, 반죽을 먼저 준비하고 그것을 냉장고에 보관하고 그런 다음 나중에 쿠키 굽는 일들은 신체 에너지를 보존하는 선택 사항이다.

(2) 활동 제한(activity restriction)

위에서 언급했듯이, 활동을 더 세분화된 단계로 나누고, 휴식시간을 제공하고 그리고 활동을 준비 단계와 굽기 단계로 나눌 수 있다.

(3) 작업 단순화(work simplification)

믹스하는 활동을 단순화하기 위해 전기 믹스기를 사용할 수 있고, 아니면 다시 활동을 더 세분화된 단계로 나눌 수 있다. 필요하다면 보조를 제공할 수 있다.

(4) 시간 관리(time management)

시간을 줄이기 위해 재료와 공급물품을 한 번에 준비할 수 있다. 모든 단계가 완성되도록 쿠키 만드는 것을 한 번에 해야 한다. 아니면, 활동을 몇 단계로 나누도록 미리 계획을 짜라. 그렇게 해도 반죽은 상하지 않고 시간을 늘릴 수 있다.

(5) 환경적 조직(environmental organization)

쿠키를 만들기 전 공급물품과 재료를 조리대 위에 모두 모아 놓는다. 부엌에서 공급 물품과 재료를 쉽게 가져가기 위한 방법을 고려해야 한다.

b. 관절 보호/인체 공학(joint protection/body mechanics)

(1) 적절한 인체 공학의 이용(using proper body mechanics)

클라이언트는 활동을 수행하면서 허리 대신에 무릎을 굽히고, 선반의 물건을 집기 위해 과도한 스트레칭을 하지 않고, 앉은 자세에서는 몸, 다리, 발을 바르게 한 다음 작업을 할 수 있도록 적절한 인체 공학을 이용하여야 한다.

(2) 고정된/변형된 자세를 피함(avoiding static/deforming postures)

쿠키를 서거나 앉아서 만들 때 작업대 높이를 적절하게 맞추어야 한다.

유형 4

치료중재를 위한 활동 분석 (계속)

ACTIVITY ANALYSIS FOR THERAPEUTIC INTERVENTION

(3) 지나친 체중지지를 피함(avoiding excessive weight-bearing)

특히 클라이언트가 서서 작업을 할 때 지구력과 인내력이 부족하다면 치료사는 이런 상황을 잘 감시해야 한다.

c. 자세(positioning)

이 활동은 앉은 자세나 선 자세에서 할 수 있다; 어느 방법이든 치료사는 클라이언트가 충분한 지지와 인체 공학의 바른 자세를 유지하고 있다는 것을 확인해야 한다.

d. 건강과 안녕을 촉진하기 위한 균형 있는 수행영역(balance of performance areas to facilitate health and well-being)

(1) 작업수행영역의 증대(enhancement of occupational performance area)

이 활동을 수행함으로써 식사준비; 기능적 이동 그리고 레저 수행의 영역이 고양될 것이다.

(2) 클라이언트와/또는 보호자의 만족(satisfaction of client and/or caregiver)

클라이언트는 이 활동을 완성하고 친구와 쿠키를 함께 나누어 먹을 수 있어 행복할 것이다. 결과적으로 긍정적인 자아-개념을 가질 것이다.

(3) 삶의 질(quality of life)

개인이 선물을 줄 때 성취감과 사회적 유대감을 느끼는 것처럼, 쿠키 만들기를 성공적으로 수행하여 만족감을 느끼며, 이것은 개인에게 행복감을 줄 것이다.

유형 5

클라이언트-활동 중재 계획 유형
CLIENT-ACTIVITY INTERVENTION PLAN

학생 : 예 날짜:

활동 : 제과법에 따라 쿠키 만들기

과정 :

1. 클라이언트 작업 프로파일과 의뢰(client occupational profile and referral)

A. 전반적인 작업 프로파일(group occupational profile)

27번(#27) 학교를 담당하는 작업치료사는 다양한 장애가 있는 5명의 3학년 아동과 매주 만난다. 5명의 아동을 설명하면, Kent와 Bruce는 학습장애를, Megan은 경증 다운증후군을, Peter는 주의력결핍장애를 마지막으로 Cynthia는 청소년 류마티즘 관절염을 앓고 있고 전동 휠체어를 이용하고 있다. 그녀는 종종 의기소침하고 성급함의 성격을 보인다. 치료사는 이 아동들의 사회적 기술과 의사소통 기술을 촉진시킬 집단 중심적 활동(group-centered activities)을 계획하고 있고, 이것을 통해 그들이 학급 친구들과 다른 사람들과 함께 긍정적인 대인관계를 성취할 수 있도록 도와주려고 한다.

처음에, 각 아동들은 개인적 관심을 지나치게 요구하였다. 그들은 함께 공유하고 협동하는 기술을 잘 몰랐다. 그들의 좌절 수준은 높았고, 주의집중 시간은 짧았으며, 문제해결능력에 있어서도 일반적인 수준 이하였다. Megan과 Kent는 의사소통 장애를 가지고 있었고, 종종 때리기와 소리 지르기를 보여주었다. 오늘 날짜로 이 집단은 서로 한 달 동안 같이 지냈다. 그들은 서로 부딪히는 것 대신에 '미안합니다', '감사합니다', '실례지만 지나가도….' 등의 구문을 사용할 수 있을 정도로 진행을 보였다. 그들은 현재 둥근 원을 그리며 같이 앉을 수 있고 왼쪽에서 오른쪽으로 물건을 조심스럽게 건네줄 수 있다. 그들은 좌절감에 빠지지 않고 두 단계의 간단한 지시사항을 따를 수 있다.

B. 의뢰(referral)

각 아동의 의사소통 기술과 대인관계 기술을 평가하고 더 많은 발전이 있도록 중재하라.

2. 중재 목표(Intervention goals)

A. 장기 목표(최고 우선순위)〔long-term goal (first priority)〕

각 아동의 최우선적 장기목표는 2달 내에 그들의 집단 속에서 사회성과 협동성의 대인 관계를 가질 수 있다.

B. 단기 목표(지지)〔short-term goal (support)〕

1. 아동들은 그들이 함께 할 수 있는 단순한 집단 활동을 선택할 것이다.

2. 아동들은 활동을 완성하면서 서로의 대인관계 기술을 높이는데 동의할 것이다.

3. 중재 활동 기술(intervention activity description)

27번 학교의 학부모-교사 협회는 다음 주 화요일 쿠키 만들기를 지원하기로 하였다. 모든 학급들이 참여하도록 초대하였다. 치료사와 아동들은 그들의 방식으로 쿠키를 판매하기 위해 쿠키 만드는 활동에 대해 함께 토론하였다. 그들은 제과 방법에 따라 쵸코렛 칩 쿠키를 만들고 신선한 제과 재료를 사용하기로 결정했다.

유형 5

클라이언트-활동 중재 계획 유형 (계속)
CLIENT-ACTIVITY INTERVENTION PLAN

4. 중재 활동 준비(intervention activity preparation)

A. 목표 재검토와 임상치료사의 역할 기술(review goals and describe practitioner' s role)

집단의 목표가 대인관계와 협동성을 높이는 것으로 비춰볼 볼 때, 작업치료사는 쵸코렛 칩 쿠키 만들기를 선택하고 각 아동이 쿠키 만들기 과정에서 어떻게 참여할 수 있을지를 결정할 것이다. 치료사는 학교 영양 실장을 방문하여 학교주방을 1시간 15분 동안 사용하도록 허락을 받고 날짜를 예약할 것이다. 그리고 아동들이 사용할 제과 장비를 선택할 것이다. 치료사는 치료기간 동안 보조원으로 일할 학교 직원을 요청할 것이며, 또한 치료사는 치료를 시작하기 전 아동들이 주방의 소리와 물건들에 익숙해지도록 미리 주방을 둘러보고 보조원을 만나도록 할 것이다. 치료사는 모든 일들이 잘 준비가 되면 쿠키 재료를 사기 위해 쇼핑을 하고 그것들을 사용하기 전까지 잘 보관해 둘 것이다.

B. 준비 인원(personnel required to do the preparation)

한 명의 치료사

C. 준비 시간(required preparation time)

대략 1시간 30분

D. 장소와 공간(required place and space)

작업장과 장비를 평가할 학교 주방
제과 재료를 사기위한 식품점
제과 재료를 보관할 냉장고

E. 재료(materials)

쇼핑 목록
제과 재료를 구매할 현금

F. 장비(equipment)

식품점까지 갈 교통수단

G. 안전 수칙(safety precautions for personnel)

쇼핑하러 가는 동안 항상 조심

5. 중재 활동 이행(intervention activity implementation)

A. 직원(personnel)

치료사, 아동, 도우미 직원 한명

B. 장소 설정과 위치(setting and location)

활동은 주방을 사용하지 않는 오후 낮 시간동안 학교 주방에서 실시한다.

C. 공간(space required)

두 개의 카페 테이블과 여섯 개의 의자가 들어갈 공간이 필요하다. 다섯 명의 아동과 두 명의 성인이 테이블

유형 5

클라이언트-활동 중재 계획 유형 (계속)
CLIENT-ACTIVITY INTERVENTION PLAN

주위에서 쉽게 움직일 수 있어야 한다. 작업장 주변의 공간은 아동들이 활동에 주의집중하고 참여할 수 있도록 제한되어야 한다.

D. 환경(environment)

가능하면 주변 환경은 조용해야 하고 활동은 스테인레스스틸로 된 주방 시설과 장비가 설치된 크고 오픈된 주방에서 이루어 질 것이다. 작업테이블에 깨끗한 목욕 타월을 덮어 소음을 줄이고 제과 도구의 미끄러짐을 방지할 것이다. 치료사와 보조원은 조용한 목소리와 톤으로 아동들을 지도할 것이다. 아동들은 이미 학교 주방을 견학했기 때문에 새로운 환경에 압도되는 일은 적을 것이다.

E. 재료(materials)

쵸코렛 칩 쿠키 만드는 제과 방법, 쿠키 재료, 엑스트라 쇼트닝(extra shortening)을 바른 쿠키시트, 끈적한 손이나 흘린 재료를 닦을 종이 타월, 컵과 냅킨, 주스 그리고 큰 플라스틱 쓰레기통

F. 장비: 보조 장치나 개조를 포함(equipment: assistive devices or adaptation included)

중간 사이즈의 깨지지 않는 믹스그릇, 미니 전기 믹스, 믹스 스푼, 계량컵과 스푼, 금속 주걱, 두 개의 쿠키 시트, 두 개의 냉각선반, 쿠키를 담을 바스켓, 쿠키를 보관할 플라스틱 보관 통, 쿠키 타이머 그리고 테이블을 덮을 목욕 타월 등이 있다. 6인용 테이블 2개와 의자 4개는 카페 홀에서 가져올 것이다. 하나는 아동들의 작업 테이블이고 다른 하나는 장비와 공급용품을 놓아 둘 것이다. 부엌 오븐은 작업공간내 가까이 있다.

G. 중재 시간(required intervention time)

쿠키를 만드는데 1시간, 준비와 정리하는데 15분

H. 클라이언트를 위한 주의 사항(safety precautions for client)

참여한 모든 아동들은 예측할 수 없는 행동 유형을 가지고 있기 때문에 활동하는 동안 그들이 과제에 주의집중하도록 항상 감독하여야 한다. Cynthia는 크고 무거운 물건을 드는데 도움이 필요할 것이다. Megan과 Peter는 그들이 통제할 수 없는 상황에서는 종종 물건을 던진다. Kent와 Bruce는 처음에는 지시사항을 이해할 수 없다. 치료사와 보조원은 주의 깊게 아동들을 감독해야 하고 쿠키 재료와 장비를 조심스럽게 효과적으로 사용해야 한다.

6. 중재 활동 순서(intervention activity sequence: 10 단계나 그 이하)

A. 치료사가 작업테이블 주위에 아동들을 앉도록 배치하고, 보조원은 아동들이 물품테이블에 있는 물건을 가지고 와서 갖다 놓을 수 있도록 각 재료들을 계측하여 작은 그릇에 담아둔다. 믹스 그릇과 믹스 스푼은 작업 테이블 위에 둔다.

B. 치료사는 재료의 이름을 말하고 나서 아동의 이름을 호명한 다음, 각 아동에게 공급물품 테이블위에 있는 재료가 담긴 그릇을 집어 오고 다시 갖다 놓도록 지시하고 보조한다. 필요하다면 보조원은 아동들이 정확한 그릇을 선택하도록 도와준다.

C. 아동들이 모두 앉으면 믹스 그릇을 좌측에서 우측으로 건네주고 각 아동들은 그릇에 재료를 추가하여 담는다.

유형 5

클라이언트-활동 중재 계획 유형 (계속)
CLIENT-ACTIVITY INTERVENTION PLAN

D. 믹스 그릇을 다시 옆으로 건네고 각 아동들은 믹스 스푼으로 재료를 섞기 위한 차례를 기다린다. 치료사와 보조원은 필요시 아동들을 보조한다. 보조원은 핸드 믹서로 마무리를 한다.

E. 믹스그릇을 다시 건네고 각 아동들은 한 스푼 양의 반죽을 준비된 쿠키시트(sheet)에 얹는다. 치료사는 주걱을 이용하여 반죽 놓는 것을 보조할 수 있다.

F. 보조원은 반죽이 놓인 쿠키시트를 미리 예열된 오븐에 넣는다. 타이머는 아동들이 볼 수 있는 테이블 위에 놓고 맞춘다.

G. 보조원이 쿠키를 지켜보고 있는 동안 치료사와 아동들은 쿠키 만들기 과정과 각 아동들이 어떻게 활동에 참여하는지에 대해 이야기 한다. 치료사는 함께 쿠키를 만드는 동안 그들의 행동에 대한 긍정적인 면을 말해준다. 아동들은 그들의 감정과 성취감에 대해서 얘기하도록 격려 받는다. 각 아동들은 다음에 서로 만나면 그들의 행동을 향상시키는 방법을 말로 얘기하도록 격려를 받는다.

H. 타이머가 울리면 보조원은 쿠키를 오븐에서 꺼내고 그것을 냉각선반에 놓는다. 일곱 개의 쿠키를 작은 바구니에 담아둔다.

I. 아동들은 쿠키 바구니를 왼쪽에서 오른쪽으로 원을 그리며 건네준다. 각 아동들은 한 개의 과자를 집고 그런 분위기를 즐긴다. 아동들은 쿠키를 치료사와 보조원과 같이 나누어 먹는다. 주스와 냅킨도 각 아동들에게 건네준다.

J. 모든 참여자는 주방을 정리하고 나머지 쿠키를 팔기위해 준비된 포장플라스틱 통에 담아둔다. 치료사와 아동들은 그들을 도와준 보조원에게 감사의 인사를 한다.

7. 기록(documentation)

A. 영역(domain)

아동들의 주요 중재 영역은 작업수행 영역에서 '사회적 참여(social participation)' 이다. 운동과 처리 기술에서 해결되어야 할 문제가 있기보다는 의사소통과 대인관계 기술이 주요 초점이 된다. 수행 유형(performance patterns)에서 보면, 소집단의 구성원으로서 각 아동의 역할이 요구되었다. 중재는 각 아동들의 신체적, 사회적, 개인적 배경에 초점을 두었다.

B. 처리(process)

여기서 접근한 작업치료 중재는 각 아동의 비효과적인 사회적 행동을 수정하고 수용할 수 있는 대인관계 기술을 성취하는 것이다. 중재는 대인관계와 협동심을 요구하는 작업-준거 활동(occupational-based activity)이다[학교-준거 활동(school-based activity)을 위한 쿠키 만들기]. 우리는 이 프로젝트가 클라이언트의 만족감(아동들이 성취감에 기뻐했다)과 역할능력(각 아동은 자신들이 역할을 수행했다고 느꼈다)을 보면서 적절한 작업 수행을 통하여 성공적으로 이뤄졌다고 생각한다.

Notes

Notes

Notes

Notes

단원 9

보조공학의 이용: 웹사이트상의 서식

Utilizing Assistive Technology: The Forms Web Site

이 책에는 "Activity Analysis: Application to Occupation, Fifth Edition" 웹 사이트를 사용하기 위한 개인 비밀번호를 유색으로 별쇄(앞표지에 있음)하고 있다. 인터넷 주소는 아래와 같다:

http://www.slackbooks.com/forms

여기서 여러분은 다음의 유형을 다운로드 할 수 있다:

- 활동 인식(유형 1)
- 행동 확인(유형 2)
- 예정된 활동 수행 분석(유형 3)
- 치료 중재를 위한 활동분석(유형 4)
- 클라이언트-활동 중재 계획(유형 5)

이 자료를 당신의 컴퓨터나 디스크에 다운로드 하기 전에 웹사이트에서 나타나는 지시사항을 주의 깊게 읽어야 한다.

다섯 가지 유형(forms)은 교실이나 당신의 치료실에서 개인적으로 사용하기 위한 것이다.

만약 당신이 "Activity Analysis: Application to Occupation, Fifth Edition"에서 유형을 다운로드받는데 문제가 있으면 다음의 주소로 이메일을 보내거나 전화를 하라. SLACK- Incorporated's Technical Support at Techsupport@slackinc.com 또는 call: 856-848-2186 Mon. through Fri. 9:00 am to 5:00 pm, Eastern Standard Time.

에필로그
Epilogue

작업치료사에게 깊은 인상을 주는 이야기가 있다. 두 명의 낚시꾼이 낚시를 하고 있었다. 바로 이때 강물에 떠내려 오는 물에 빠진 어린이들 한 무리를 보게 되었다. 몇몇 어린이들은 물 위로 떠올라 살아남기 위해서 몸부림을 치고 있었고, 다른 어린이들은 불행하게도 그냥 버둥거리고 있었으며, 아주 극소수의 어린들만이 도움 없이 물가로 헤쳐나오고 있었다. 낚시꾼들은 낚시를 그만두고 어린이들을 강에서 구출하기 위해 도왔지만 강물을 따라 더 많은 어린이들이 떠내려오고 있었다. 갑자기, 낚시꾼 중 한 명이 물가로 허겁지겁 나와서 강둑을 따라 강물을 거슬러 뛰어 가기 시작했다. 다른 낚시꾼이 떠나는 그를 애타게 불렀다 왜냐하면 그는 혼자서 어린이를 다 구할 수 없었기 때문이다. 그런데 뛰어가는 낚시꾼이 뒤를 보며 소리를 질렀다, "당신은 혼자서 어린이들을 구할 수 있을 겁니다. 나는 어린이들을 강물로 빠뜨리는 사람을 그만두게 하려는 겁니다."(West, 1973, p.19). 이 이야기는 옛날부터 전해져오는 이야기로 보건 전문가가 당면한 문제들을 잘 설명하는 이야기이다. 또한 어떤 부분은 책을 사용하는데 있어 학생들이 경험했던 그 무엇과 매우 유사하다. 활동에 대한 분석은 두 낚시꾼이 어린이들을 구출하려는 의도처럼 작업 수행을 설명하는 상황에서 꺼내와야 하는 명제이다. 작업의 의미와 목적은 낚시꾼들 중 한 명이 마음속에 문제의 또 다른 면을 발견했을 때처럼 변한다. 실제적인 중재를 하는 단계에서 다른 낚시꾼이 떠나려는 결정을 했던 것처럼 드러나게 된다.

이 책은 모든 활동범위 안에서 활동에 대한 사고의 틀로 기술하였다. 활동분석의 학습 과정은 모든 작업치료 관련 학생들이 중재모델을 적용하기 전에 학습해야만 하는 기본 기술이다. 저자들은 어떻게 활동들이 중재에 사용되는지, 환자가 수행하는 특정한 목표와 관련되어 있는지에 대하여 학습을 시작하는 단계에 있는 학생에게 제공하고자 하였다. "목적적 활동을 치료적으로 사용하기 위해서는, 치료사는 여러 관점으로 활동을 분석해야하며, ...모든 정보들은 치료적으로 도움이 되도록 함께 고려되어야 하며... 특정한 개인을 위해 치료적 목적으로 활동을 적용하고, 등급화하고, 결합이 동시에 일어나도록 해야한다"(American Occupational Therapy Association, 1993). 목적적 활동은 작업치료의 매개이며, 활동분석은 이러한 개념의 중요성을 이해하기 위해 기초적으로 제공되어야 한다.

최근까지, 중재를 위한 전략으로 각 활동을 해석하는 용어로써 Uniform Terminology 사용은 활동 특성을 이해하기 위한 좋은 도구로 증명되었다. 세 번째 판을 통해, Uniform Terminology는 활동이 어떻게 중재에 사용되는지에 대하여 의사소통되는 용어로 사용되었다. 현재 폐지된 Uniform Terminology는 작업치료실행체계(Occupational Therapy practice Framework)에 의해 대치되었다. 작업치료실행체계는 작업치료 전문적 용어로서 계속 제공되며 확장되고 있다. 저자들은 학생들이 활동분석의 기본 개념을 가질 수 있도록 학생들을 위한 틀을 만들기 위해 논의하였다. 작업치료실행체계는 지난 20년 동안 진화 과정을 거치면서 발전되어 왔으며, 우회가 필요하기도 했으며, 여러 가지 다양한 사고의 여러 방법을 통해서 그리고 많은 논쟁을 거쳐 왔다. 이 여정의 끝은 아직 끝나지 않았다. 이 책은 단지 임상적 추론 과정을 소개하는 정도이다. 치료 경험과 치료실행에서, 이 분석의 특성은 자동적 사고 패턴이 될 것이다. "활동 분석과 통합은 작업수행에 제한을 가진 사람들의 손상을 재생(remediate)하기 위한 치료적 작업을 디자인하기 위해 사용되었다"(Fisher, 1998, p.519). 임상적 추론에서 기술(skill)과 능력(ability)은 작업치료 중재를 의료적 전달과정에서 클라이언트와 많은 접촉을 통해서 만들어지게 된다. 하나의 책, 교실, 혹은 전문적 학위 등으로 달성되는 것이 아니라 평생 학습을 요구한다. 이 영역에서 학습은 정규적, 비정규적 학습 과정을 통해 이뤄지며, 지속적인 워크샵과 컨퍼런스로부터, 대학으로부터, 전문서적과 클라이언트로부터 그리고 이 모든 것으로부터 이뤄진다.

활동분석과 적용은 미래에도 치료의 가장 가치있는 평가의 한 부분으로 남아있을 것이다. 전문가로서 우리의 잠재성이 달성되기 위해 단지 지금은 시작일 뿐이다. 작업과 목적적 활동의 강한 힘에 대한 근본적인 믿음은 지역사회로 뻗어나갈 수 있는 추진력일뿐만 아니라 이전의 꿈이 아닌 가능성있는 현실이 될 것이다. Eleanor Clarke Slagle의 글에서 전문가의 미래를 위한 방향성을 제시하고 있다. 이들 저서에서 놀라운 점은 연구의 결과와 오늘날 임상의 제한된 관점 사이에는 모순이 있을 수 있다는 것이다. 작업-기반 중재는 중재를 필요로한 불특정 대중-기반 그룹들에게도 실시할 수 있다. 노인 인구, 인간공학적 관점, 보조 기술 개발, 예방적 치료 영역, 영적인 문제에 대한 관점, 의료적 치료 접근에서 지속적인 변화와 같은 면들은 이러한 잠재성의 한 부분이다. 지역사회에서 일부 대상 집단은 건강하다라는 잠재성을 현실화하는데 어려울 수 있다. 어린이와 성인들의 지속적인 약물, 마약 중독 비율, 이혼, 자살의 증가, 폭력 범죄, 영양부족 현상, 가난, 공해 그리고 불안전한 작업장 비사회적인 병리적 모든 문제들에 대해서 면역되어 가고 있다(Gross & Moyer, 1977, p.2). 지역사회 보건은 이러한 많은 문제를 가지고 개인의 보건을 위협하고 있다(Resenfeld, 1982,, p.235). 이러한 문제 영역에 대하여 다리와 같은 의미로 작업치료사의 책임은 작업치료사로서 작업이라 부르는 전문성에 기초하여 많은 면을 발전시키도록 그 한계를 넓혀야 한다. 전문가로서 도전은 어떻게 목적적 활동이 가치있는 삶을 살게할까라는 넓은 관점으로 그 문을 열어야 한다는 것이다.

이러한 도전과 직면하는 한 방법은 의미있고 목적적인 활동을 만드는 기술과 예술을 작업치료 학생에게 교육하는 것이다. 이론, 이론의 틀, 치료적 양식, 의료적 문제, 그리고 장애 상태에 대한 추가적인 학습은 건강한 대중, 건강예방, 삶의 질과 기능적 독립에 대한 능력 제한을 가지고 오는 장벽의 경감적인 문제에 추가되어야만 한다. 지식으로부터 작업은 능동적 행동과 건강사이의 특별한 관련성에 기초하고, 작업치료사는 삶의 목적을 이루기 위한 목표-지향적인 활동의 내적 가치와 안녕에 대한 믿음이 있다(Sorense, 1978, p.288). 작업, 목적적 활동, 기능, 독립 그리고 건강과 같은 용어의 연구와 철학에 대한 반영 및 탐구는 작업치료의 튼튼한 뒷배경의 결과이며 새로운 치료 영역에 대한 움직임의 신념이다. 인간의 장점과 오늘날 치료의 잠재성에 대한 지난 시절의 조화로부터 리더쉽은 확고한 내일을 위한 전문성을 가져올 것이다. 이 글의 처음에 제시한 이야기에와 같이, 미래를 보는 관점의 차이가 열쇠가 될 것이다.

참고문헌 (REFERENCES)

American Occupational Therapy Association. (1993). Position paper: Purposeful activity. *American Journal of Occupational Therapy, 47*, 1081-1082.

Fisher, A. G. (1998). Uniting practice and theory in an occupational framework: 1998 Eleanor Clarke Slagle Lecture. *American Journal of Occupational Therapy, 52*(7), 509-521.

Gross, D. M., & Moyer, E. A. (1977). *Occupational therapy in the community*. New York: New York State OT Association, Inc.

Rosenfeld, M. S. (1982). A model for activity intervention in disaster-stricken communities. *American Journal of Occupational Therapy, 36*(4), 229-235.

Sorensen, J. (1978). Occupational therapy in business: A new horizon. *American Journal of Occupational Therapy, 32*(5), 287-288.

West, W. (1973). The growing importance of prevention. In L. A. Llorens (Ed.), *Consultation in the community: Occupational therapy in child health*. Dubuque, Iowa: Kendall/Hunt.

추천문헌(~1996)
Suggested Readings Prior to 1996

Adelstein, L. A., & Nelson, D. L. (1985). Effects of sharing versus nonsharing on affective meaning in collage activities. *Occupational Therapy in Mental Health, 5*, 29-45.

Allen, C. (1982). Independence through activity: The practice of occupational therapy (psychiatry). *American Journal of Occupational Therapy, 36*, 731-739.

Allen, C. K. (1985). *OT for psychiatric diseases: Measurement and management of cognitive disabilities*. Boston, MA: Little, Brown & Co.

Allen, C. K., Earnart, C. A., & Blue, T. (1992). *Occupational therapy treatment goals for the physically and cognitively disabled*. Rockville, MD: AOTA.

Bakshi, R., Bhambhani, Y., & Madill, H. (1991). The effects of task preference on performance during purposeful and nonpurposeful activities. *American Journal of Occupational Therapy, 45*, 912-916.

Banning, M. R., & Nelson, D. L. (1987). The effects of activity-elicited humor and group structure on group cohesion and affective meanings. *American Journal of Occupational Therapy, 41*, 510-514.

Bissell, J., & Mailloux, Z. (1981). The use of crafts in occupational therapy for the physically disabled. *American Journal of Occupational Therapy, 35*, 369-374.

Bloch, M., Smith, D., & Nelson, D. (1989). Heart rate, activity, duration, and affect in added-purpose versus single-purpose jumping activities. *American Journal of Occupational Therapy*, 43, 25-29.

Borst, & Nelson, D. L. (1993). Use of uniform terminology by occupational therapy students. *American Journal of Occupational Therapy, 47*, 611.

Breines, E. (2000). In times of bereavement. *Advance for Occupational Therapy Practitioners, March 13*, 25.

Breines, E. B. (1995). *Occupational therapy activities from clay to computers, theory and practice*. Philadelphia, PA: F. A. Davis Co.

Bundy, A. C. (1993). Assessment of play and leisure: Delineation of the problem. *American Journal of Occupational Therapy, 47* (3), 217-222.

Carter, B. A., Nelson, D. L., & Duncombe, L. W. (1983). The effect of psychological type on the mood and meaning of two collage activities. *American Journal of Occupational Therapy, 39*, 688-693.

Chandani, A., & Hill, C. (1990). What really is therapeutic activity? *British Journal of Occupational Therapy, 53*, 15-18.

Christiansen, C., & Baum, C. (1991). *Occupational therapy: Overcoming human performance deficits*. Thorofare, NJ: SLACK Incorporated.

Clark, P. N. (1979). Human development through occupation: Theoretical frameworks in contemporary occupational therapy practice. *American Journal of Occupational Therapy, 33*, 505-514.

Cottrell, R. P. F. (1996). *Perspectives on purposeful activity: Foundation and future of occupational therapy*. Bethesda, MD: AOTA.

DiJoseph, L. (1982). Independence through activity: Mind, body, and environment interaction in therapy. *American Journal of Occupational Therapy*, 36, 740-744.

Drake, M. (1999). *Crafts in therapy and rehabilitation, 2nd Ed.* Thorofare, NJ: SLACK Incorporated.

Dunn, W. (1982). Independence through activity: The practice of occupational therapy (pediatrics). *American Journal of Occupational Therapy, 36*, 745-747.

Dunn, W., Brown, C., & McGuigan, A. (1994). The ecology of human performance: A framework for considering the effect of context. *American Journal of Occupational Therapy, 48*(7), 595-607.

Dunn, W., & McGourty, L. (1989). Application of uniform terminology to practice. *American Journal of Occupational Therapy, 43*, 817-831.

Dunton, W. R. Jr. (1923). A debate upon toy-making as a therapeutic occupation: Con. *Archives of Occupational Therapy, 2*, 39-43.

Dunton, W. R. Jr. (1923). Rejoiner. *Archives of Occupational Therapy, 2*, 47.

Fahl, M. A. (1970). Emotionally disturbed children: Effects of cooperative and competitive activity on peer interaction. *American Journal of Occupational Therapy, 24*, 31-33.

Fidler, G. S. (1948). Psychological evaluation of occupational therapy activities. *American Journal of Occupational Therapy, 2*, 284-287.

Fidler, G. S. (1969). The task-oriented group as a context for treatment. *American Journal of Occupational Therapy, 23*, 43-48.

Fidler, G. S. (1981). From crafts to competence. *American Journal of Occupational Therapy, 35*, 567-573.

Fidler, G. S. (1996). Life-style performance: From profile to conceptual model. *American Journal of Occupational Therapy, 50* (2), 139-147.

Fidler, G. S., & Fidler, J. W. (1978). Doing and becoming: Purposeful action and self-actualization. *American Journal of Occupational Therapy, 32*, 305-310.

Fitts, H. A., & Howe, M. C. (1987). Use of leisure time by cardiac patients. *American Journal of Occupational Therapy, 41*, 583-589.

Fox, J., & Jirgal, D. (1967). Therapeutic properties of activities as examined by the clinical council of the Wisconsin schools of O.T. *American Journal of Occupational Therapy, 21*, 29-33.

Froehlich, J., & Nelson, D. L. (1986). Affective meanings of life review through activities and discussion. *American Journal of Occupational Therapy, 40*, 27-33.

Gliner, J. A. (1985). Purposeful activity in motor learning theory: An event approach to motor skill acquisition. *American Journal of Occupational Therapy, 39*, 28-34.

Grady, A. P. (1992). Occupation as vision. *American Journal of Occupational Therapy, 46* (12), 1062-1065.

Haase, B. (1995). Clinical interpretation of "occupationally embedded exercise versus rote exercise: A choice between occupational forms by elderly nursing home residents." *American Journal of Occupational Therapy, 49*, 403-404.

Hatter, J. K., & Nelson, D. L. (1987). Altruism and task participation in the elderly. *American Journal of Occupational Therapy, 41*, 379-381.

Henry, A. D., Nelson, D. L., & Duncombe, L. W. (1984). Choice-making in group and individual activity. *American Journal of Occupational Therapy, 38*, 245-251.

Hoover, J. A. B. (1996). Diversional occupational therapy in World War I: A need for purpose in occupations. *American Journal of Occupational Therapy, 50*(10),881-885.

Huss, J. (1981). From kinesiology to adaptation. *American Journal of Occupational Therapy, 35*, 574-580.

Jacobshagen, I. (1990). The effect of interruption of activity of affect. *Occupational Therapy in Mental Health, 10*(2), 35-46.

Jongbloed, L., & Morgan, D. (1991). An investigation of involvement in leisure activities after a stroke. *American Journal of Occupational Therapy, 45*, 420-427.

Katz, N., & Cohen, E. (1991). Meanings ascribed to four craft activities before and after extensive learning. *Occupational Therapy Journal of Research, 11*(1), 24-39.

Kielhofner, G. (1980). A model of human occupation, Part 2. Ontogenesis perspective of temporal adaptation. *American Journal of Occupational Therapy, 34*, 657-663.

Kielhofner, G. (1980). A model of human occupation, Part 3. Benign and vicious cycles. *American Journal of Occupational Therapy, 34*, 731-737.

Kielhofner, G. (1982). A heritage of activity: Development of theory. *American Journal of Occupational Therapy, 36*, 723-730.

Kielhofner, G., & Burke, J. P. (1980). A model of human occupation, Part 1. Conceptual framework and content. *American Journal of Occupational Therapy, 34*, 572-581.

Kielhofner, G., Burke, J. P., & Igi, C. H. (1980). A model of human occupation, Part 4. Assessment and intervention. *American Journal of Occupational Therapy, 34*, 777-788.

Kircher, M. A. (1984). Motivation as a factor of perceived exertion in purposeful versus nonpurposeful activity. *American Journal of Occupational Therapy, 38*, 165-170.

Kleinman, B. L., & Stalcup, A. (1991). The effect of a graded craft activities on visuomotor integration in an inpatient child psychiatry population. *American Journal of Occupational Therapy, 45*, 324-330.

Kremer, E. R. H., Nelson, D. L, & Duncombe, L. W. (1984). Effects of selected activities on affective meaning in psychiatric clients. *American Journal of Occupational Therapy, 38*, 522-528.

Lang, E., Nelson, D., & Bush, M. (1992). Comparison of performance in materials-based occupation, imagery-based occupation, and rote exercise in nursing home residents. *American Journal of Occupational Therapy, 46*, 607-611.

Lerner, C. J. (1979). The magazine picture collage. *American Journal of Occupational Therapy, 33*(8), 500-504.

Levine, R. E., & Brayley, C. R. (1991). Occupation as a therapeutic medium: A contextual approach to performance intervention. In C. Christiansen, & C. Baum (Eds.), *Occupational therapy: Overcoming human performance deficits* (pp. 590-631). Thorofare, NJ: SLACK Incorporated.

Llorens, L. A. (1986). Activity analysis: Agreement among factors in a sensory processing model. *American Journal of Occupational Therapy*, *40*, 103-110.

Lyon, B. G. (1983). Purposeful versus human activity. *American Journal of Occupational Therapy*, *37*, 493-495.

Miller, L., & Nelson, D. L. (1987). Dual-purpose activity versus single-purpose activity in terms of duration on task, exertion level, and affect. *Occupational Therapy in Mental Health*, *7*, 55-67.

Mullins, C. S., Nelson, D. L., & Smith, D. A. (1987). Exercise through dual-purpose activity in the institutionalized elderly. *Physical and Occupational Therapy in Geriatrics*, *5*, 29-39.

Mumford, M. (1974). A comparison of interpersonal skills in verbal and activity groups. *American Journal of Occupational Therapy*, *28*, 281-283.

Nelson, D. L. (1988). Occupation: Form and performance. *American Journal of Occupational Therapy*, *42*, 633-641.

Nelson, D. L. (1996). Therapeutic occupation: A definition. *American Journal of Occupational Therapy*, *50*(10), 775-782.

Nelson, D. L., & Peterson C. (1989). Enhancing therapeutic exercise through purposeful activity: A theoretic analysis. *Topics in Geriatric Rehabilitation*, *4*(4), 12-22.

Nelson, D. L., Peterson C., Smith D. A., Boughton J. A., & Whalen G. M. (1988). Effects of project versus parallel groups on social interaction and affective responses in senior citizens. *American Journal of Occupational Therapy*, *42*, 23-29.

Nelson, D. L., Thompson G., & Moore J. A. (1982). Identification of factors of affective meaning in four selected activities. *American Journal of Occupational Therapy*, *36*, 381-387.

Niswander, P., & Hyde R. (1954). The value of crafts in psychiatric occupational therapy. *American Journal of Occupational Therapy*, *8*, 104-106.

Peloquin, S. M. (1991). Occupational therapy service: Individual and collective understandings of the founders, Part 2. *American Journal of Occupational Therapy*, *45*, 733-744.

Petrone, P. (1994). Clinical interpretation of "the relationship between occupational form and occupational performance: A kinematic perspective." *American Journal of Occupational Therapy*, *48*, 688.

Pianetti, C., Palacios, M., & Elliott, L. (1964). Significance of color. *American Journal of Occupational Therapy*, *18*, 137-140.

Polatajko, H. (1994). Dreams, dilemmas, and decisions for occupational therapy in the new millennium: A Canadian perspective. *American Journal of Occupational Therapy*, *48*, 590-594.

Quiroga, V. A. M. (1995). *Occupational therapy: The first 30 years, 1900 to 1930*. Rockville, MD: AOTA.

Rocker, J. D., & Nelson, D. L. (1987). Affective responses to keeping and not keeping an activity product. *American Journal of Occupational Therapy*, *41*, 152-157.

Rothaus, P., Hanson, P., & Cleveland, S. (1966). Art and group dynamics. *American Journal of Occupational Therapy*, *20*, 182-187.

Royeen, C. B., Cynkin, S., & Robinson, A. M. (1990). Analyzing performance through activity. AOTA *Self Study Series: Assessing Function*, *No. 5*. Rockville, MD: AOTA.

Scardina, V. (1981). From pegboards to integration. *American Journal of Occupational Therapy*, *35*, 581-588.

Schemm, R. (1994). Looking back: Bridging conflicting ideologies. The origins of American and British occupational therapy. *American Journal of Occupational Therapy*, *48*, 1082-1087.

Shing-Ru Shih, L., Nelson, D. L., & Duncombe, L. W. (1984). Mood and affect following success and failure in two cultural groups. *Occupational Therapy Journal of Research*, *4*, 213-230.

Shontz, F. C. (1959). Evaluation of psychological effects. *American Journal of Physical Medicine*, *38*, 138-142.

Simon, C. J. (1993). Use of activity and activity analysis. In H. L. Hopkins, & H. D. Smith (Eds.), *Willard & Spackman's occupational therapy*, *8th Ed.* (pp. 281-292). Philadelphia, PA: J. B. Lippincott Co.

Slade, S., Falkowski, W., Muwonge, A. K., & Slade, P. (1975). Immediate psychological effects of various occupational therapy activities on psychiatric patients: A pilot study. *British Journal of Occupational Therapy*, *38*, 172-173.

Smith, P. A., Barrows, H. S., & Whitney, J. N. (1959). Psychological attributes of occupational therapy crafts. *American Journal of Occupational Therapy*, *13*, 16-21, 25-26.

Steffan, J. A., & Nelson, D. L. (1987). The effects of tool scarcity on group climate and affective meaning within the context of a stenciling activity. *American Journal of Occupational Therapy*, *41*, 449-453.

Steinbeck, T. M. (1986). Purposeful activity and performance. *American Journal of Occupational Therapy*, *40*, 529-534.

Taber, F., Baron, S., & Blackwell, A. (1953). A study of a task directed and a free choice group. *American Journal of Occupational Therapy*, *7*, 118-124.

Taylor, E., & Manguno, J. (1990). Use of treatment activities in occupational therapy. *American Journal of Occupational Therapy*, *45*(4), 317-322.

Thibodeaux, D., & Ludwig, F. (1988). Intrinsic motivation in product-oriented and non-product-oriented activities. *American Journal of Occupational Therapy*, *42*, 169-175.

Watson, D. E. (1997). *Task analysis: An occupational performance approach*. Bethesda, MD: AOTA.

Weston, D. L. (1960). Therapeutic crafts. *American Journal of Occupational Therapy*, *14*, 121-123.

Weston, D. L. (1961). The dimensions of crafts. *American Journal of Occupational Therapy*, *15*, 1-5.

Williamson, G. G. (1982). The heritage of activity: Development of theory. *American Journal of Occupational Therapy*, *36*, 716-722.

Wood, W. (1995). Weaving the warp and weft of occupational therapy: An art and science for all times. *American Journal of Occupational Therapy*, *49*, 44-52.

Wu, C., Trombly, C., & Lin, K. (1994). The relationship between occupational form and occupational performance: A kinematic perspective. *American Journal of Occupational Therapy*, 48, 679-687.

Yerxa, E. (1994). Dreams, dilemmas, and decisions for occupational therapy in the new millennium: An American perspective. *American Journal of Occupational Therapy*, 48, 586-589.

Yoder, R. M., Nelson, D. L., & Smith, D. A. (1989). Added-purpose versus rote exercise in female nursing home residents. *American Journal of Occupational Therapy*, 43, 581-586.

Zimmerer-Branum, S., & Nelson, D. (1995). Occupationally embedded exercise versus rote exercise: A choice between occupational forms by elderly nursing home residents. *American Journal of Occupational Therapy*, 49, 397-404.

추천문헌(1996~2003)

Suggested Readings From 1996 to 2003

AOTA Commission on Practice. (1998). Position paper: The use of general information and assistive technology within occupational therapy. *American Journal of Occupational Therapy, 52* (10), 870-71.

Baum, C. & Law, M. (1997). Occupational therapy practice: Focusing on occupational performance. *American Journal of Occupational Therapy, 51*, 277-288.

Bazyk, S., Stalnaker, D., Llerena, M., Ekelman, B., & Bazyk, J. (2003). Play in Mayan children. *American Journal of Occupational Therapy, 57*(3), 273-283.

Bober, S. J., Humphrey, R., Carswell, H. W., & Core, A. J. (2001). Toddlers' persistence in the emerging occupations of functional play and self-feeding. *American Journal of Occupational Therapy, 55*(4), 369-376.

Borell, L., Lilja, M., Sviden, G. A., & Sadlo, G. (2001). Occupations and signs of reduced hope: An explorative study of older adults with functional impairments. *American Journal of Occupational Therapy, 55*(3), 311-316.

Connor, M. (2000). Recreational folk dance: A multicultural exercise component in healthy ageing. *Australian Occupational Therapy Journal, 47*(2), 69-76.

Crabtree, J. (1998). The end of occupational therapy. *American Journal of Occupational Therapy, 52*, 205-214.

Crepeau, E. B. (1998). Activity analysis: A way of thinking about occupational performance. In M. E. Neistadt & E. B. Crepeau (Eds.), *Willard & Spackman's occupational therapy*, 9th Ed. pp. (135-147).

Crist, P. H., Davis, C. G., & Coffin, P. S. (2000). The employment and mental health status on the balance of work, play/leisure, self-care, and rest. *Occupational Therapy in Mental Health, 15*(1), 27-42.

Drake, M. (1992). *Crafts in therapy and rehabilitation*. Thorofare, NJ: SLACK Incorporated.

Ferguson, J. M., & Trombly, C. A. (1997). Effects of added purpose and meaningful occupation on motor learning. *American Journal of Occupational Therapy, 51*(7), 508-515.

Fisher, A. G. (1998). Uniting practice and theory in an occupational framework—1998 Eleanor Clarke Slagle Lecture. *American Journal of Occupational Therapy, 52*(7), 509-521.

Fisher, S. (2003). *The Canadian Occupational Performance Measure: Does it address the cultural occupations of ethnic minorities?* Medford, MA: Tufts University

Graham, S. F., & Bunrayong, W. (2002). Dance: A transformative occupation. *Journal of Occupational Science*, 9(3), 128-134.

Gray, J. M. (1998). Putting occupation into practice: Occupation as ends, occupation as means. *American Journal of Occupational Therapy, 52*(5), 354-364.

Hodgson, S., Lloyd, C., & Schmid, T. (2001). The leisure participation of clients with a dual diagnosis. *British Journal of Occupational Therapy*, 64(10), 487-492.

Howard, B. S. & J. R. (1997). Occupation as spiritual activity. *American Journal of Occupational Therapy, 51* (3), 181-185.

Howell, D., & Pierce, D. (2000). Exploring the forgotten restorative dimension of occupation: Quilting and quilt use. *Journal of Occupational Science, 7*(2), 68-72.

Iwarsson, S., Isacsson, A., Persson, D., & Schersten, B. (1998). Occupation and survival: A 25-year follow-up study of an aging population. *American Journal of Occupational Therapy, 52*(1), 65-70.

Jonsson, A. L. T., Moller, A., & Grimby, G. (1999). Managing occupations in everyday life to achieve adaptation. *American Journal of Occupational Therapy*, *53*(4), 353-362.

Larson, E. A. (2000). The orchestration of occupation: The dance of mothers. *American Journal of Occupational Therapy*, *54*(3), 269-280.

Law, M. (2002). Distinguished Scholar Lecture: Participation in the occupations of everyday life. *American Journal of Occupational Therapy*, *56*(6), 640-649.

Lo, J. L., & Huang, S. L. (2000). Affective experiences during daily occupations: Measurement and results. *Occupational Therapy International*, *7*(2), 134-144.

Magnus, E. (2001). Everyday occupations and the process of redefinition: A study of how meaning in occupation influences redefinition of identity in women with a disability. *Scandinavian Journal of Occupational Therapy*, *8*(3), 115-124.

Nagel, M. J., & Rice, M. S. (2001). Cross-transfer effects in the upper extremity during an occupationally embedded exercise. *American Journal of Occupational Therapy*, *55*(3), 317-323.

Nelson, D. L. (1997). Why the profession of occupational therapy will flourish in the 21st century: The 1996 Eleanor Clarke Slagle Lecture. *American Journal of Occupational Therapy*, *51*(1), 11-24.

Paul, S., & Ramsey, D. (1998). The effects of electronic music-making as a therapeutic activity for improving upper extremity active range of motion. *Occupational Therapy International*, *5*(3), 223-237.

Persson, D. (1996). Play and flow in an activity group: A case study of creative occupations with chronic pain patients. *Scandinavian Journal of Occupational Therapy*, *3*(1), 33-42.

Pierce, D. (2001). Untangling occupation in activity. *American Journal of Occupational Therapy*, *55*(2), 138-146.

Polatajko, H. (2001). The evolution of our occupational perspective: The journey from diversion through therapeutic use to enablement. *Canadian Journal of Occupational Therapy*, 68(4), 203-207.

Pratt, W. L., & Goodman, D. G. (1999). *Leisure occupations of community living adults 65+*. Bay Shore, NY: Touro College.

Primeau, L. A. (1998). Orchestration of work and play within families. *American Journal of Occupational Therapy*, *52*(3), 188-195.

Rebeiro, K. L. (2001). Enabling occupation: The importance of an affirming environment. *Canadian Journal of Occupational Therapy*, 68(2), 80-89.

Segal, R. (2000). Adaptive Strategies of mothers with children with attention deficit hyperactivity disorder: Enfolding and unfolding occupations. *American Journal of Occupational Therapy*, 54(3), 300-306.

Spitzer, S. L. (2001). *No words necessary: An ethnography of daily activities with young children who don't talk*. Los Angeles: University of Southern California.

Thomas, J. J. (1996). Materials-based, imagery-based, and rote exercise occupational forms: Effect on repetitions, heart rate, duration of performance, and self-perceived rest period on well elderly women. *American Journal of Occupational Therapy*, 50(10), 783-789.

Vrkljan, B., & Miller-Polgar, J. (2001). Meaning of occupational engagement in life-threatening illness: A qualitative pilot project. *Canadian Journal of Occupational Therapy*, 68(4), 237-246.

Wikstrom, I., Isacsson, A., & Jacobsson, L. T. H. (2001). Leisure activities in rheumatoid arthritis: Change after disease onset and associated factors. *British Journal of Occupational Therapy*, 64(2), 87-92.

Yerxa, E. J. (1998). Health and the human spirit for occupation. *American Journal of Occupational Therapy*, *52*(6), 412-418.

부 록
Appendices

부록 A

미국작업치료협회

Position Papers of the American Occupational Therapy Association

Please note that Position Paper: Occupational Performance *and* Position Paper: Purposeful Activity *are presented for historical significance only. They have been rescinded by the American Occupational Therapy Association.*

Position Paper: 작업(Occupation)

작업치료의 확립에 가장 기본이 되었던 것은 인간 작업의 본질에 대한 관심이었다. 작업치료의 기초적 연구가 착수된 이후 작업(occupation)에 대한 용어는 자기-관리(self-maintenance), 일(work), 여가(leisure) 그리고 놀이(play)와 같은 개인의 적극적인 참여를 나타내기 위해 사용되었다〔American Occupational Therapy Association(AOTA)〕, 1993; Bing, 1981, Levine, 1991; Meyer, 1922). 그러나 작업치료 전문 분야의 문헌에는 작업의 의미가 다른 개념과 상호적인 사용을 하면서 그것의 의미가 모호해 졌다고 기록되어 있다. 지금 이 논문의 목적은 작업의 용어를 다른 용어와 구별하는데 있다. 그리고 작업의 본질과 그것의 치료적 가치에 대한 전통적 신념을 요약하고 작업의 연구와 토론에 방해되었던 요인을 확인할 것이다.

작업의 역동성과 다차원적 본질 (The dynamic, multidimensional nature of occupations)

작업은 사람들이 일상에서 행하는 정상적이고 친숙한 일을 말한다. 이런 간단한 기술은 일상적 작업의 다차원적이고도 복잡한 본질을 반영하기도 하지만 다른 한편으론 축소시켜 설명하고 있다.

작업은 작업수행과 환경적 차원(contextual dimensions)에서 넓게 설명될 수 있다. 왜냐하면 작업은 정의된 환경에서 일어나는 행동과 관련되기 때문이다(Christiansen, 1991; Nelson, 1988; Rogers, 1982). 작업은 종종 시간이 지나면서 확장되어 간다는 점에서 시간적 차원(temporal dimension)을 가지고 있다(Kielhofner, 1977; Meyer, 1922). 게다가 작업에 종사하는 것은 그것에 대한 목표 도달(mastrery), 능력(competence), 자아-정체성(self-identity) 및 소속감(group acceptance)에 대한 내적 욕구(intrinsic need)에 의해 이루어졌기 때문에 심리적인 차원(psychological dimension)도 또한 내포되어있다(Brown, 1986; Burke, 1977; Christiansen, 1994; DiMatteo, 1991; Fidler & Fidler, 1979, 1983; White, 1971). 작업은 종종 사회적 또는 직업 역할과 관련이 있고 문화속에서 확인될 수 있기 때문에 사회적이고 상징적인 차원(social and symbolic dimensions)을 마찬가지로 내포하고 있다(Mosey, 1986; Fidler & Fidler, 1983; Frank, 1994). 마지막으로 작업은 개인의 삶 속에 의미가 내포되어있기 때문에 영적인 차원(spiritual dimensions)도 가지고 있다(Clark, 1993; Mattingly & Fleming, 1993). 여기서 영적(spiritual)이란 용어는 신체도 물질도 아닌 존재를 말하기 위해 사용하였다. 어떤 의미에서 보면 우리가 일상에서 매일 추구하는 것은 통찰을 통해 우리의 삶의 의미와 본질을 느끼도록 한다고 가정할 수 있다.

작업의 다차원적 견해와 삶의 경험에서 작업이 중심적 위치를 차지하는 것은 작업치료의 초기 역사에서 알 수 있다. Jone Dewey와 William James 두 명의 실용주의 철학자(Breines, 1987)는 개인의 참여와 안녕(well-being)은 서로 관계를 가지고 있다고 주장했다. 초기 이론가인 Tracy(1910), Dunton(1918) 및 Slagle(1922)는 무엇인가 즐겁게 하는 활동은 개인에게 흥미와 주의집중을 높이고, 이완을 제공하고, 도덕적 발달을 고양시키고, 재충전의 기회를 제공하고, 습관을 정상화하고 그리고 신체적 이익을 도모한다(Upham, 1918).

Adolph Meyer(1922)는 건강한 사람들은 생활 속에서 만족감과 충만감을 가지기 위해 일상생활의 작업을 자연적이고 균형 있는 패턴의 방식을 추구한다고 주장하였다. 그는 작업이 어떤 수행이나 행위의 요소를 가지고 있으며 뿐만 아니라 영적이고 개인적인 의미의 요소를 가지고 있다고 강조했다. Meyer는 시간의 견지에서 볼 때 사람들이 일상의 작업을 하면서 그들의 삶을 조직화하였고 인간으로서 자신의 존재에 대한 의미를 만들었다고 생각하였다. Meyer는 작업이 조직적이고 자기충족적인 특성을 가지고 있기 때문에 적용(adaptation)의 기전(mechanism)을 설명할 수 있었다고 믿었다. 그는 사람들이 일상적인 작업을 매일 선택하고 수행하며 이것은 곧 그들의 건강에 영향을 줄 수 있다고 가정했다. 이러한 견해는 초기 작업치료 역사 이후 관련된 학자들이 수 많은 참조의 개념적 틀(conceptural frames of reference)의 원리를 만드는데 뒷받침이 되었다(Christiansen, 1991; Kielhofner, 1993; Reilly, 1962).

요약하면, 작업치료 학자들은 인간 작업은 정서적, 인지적, 신체적, 영적 그리고 배경적(contextual) 차원을 가지고 있고 이러한 차원들은 일반적 안녕(well-being)과 관련이 있다는 것에 동의한다. 그러나 학자들은 이러한 차원들의 특수한 개념이나 그것들을 명명하는 특수한 용어에 대해서는 동의하지 않는다.

작업과 관련된 용어의 구분
(Distinguishing between occupation and related terms)

사람들은 자신이 추구하는 작업을 만족스럽게 행하기 위해서는 신체적 정신적 능력과 기술이 필요로 한다. 이런 능력과 기술은 인간 작업(human occupation)의 수행 차원을 구성하고 있고, 작업치료 문헌에서는 작업 수행(occupational performance)이라고 자주 표현된다. 작업수행 차원은 작업치료 분야에서 오래 동안 연구와 주목을 받았다. 이것은 기능(function)과 목적 있는 활동(purposeful activity)이란 용어가 작업 종사(engagement in occupation)란 측면에서 서로 유사하게 사용되고 있는 이유를 설명하고 있다(Henderson 등, 1991).

작업은 그것이 가지고 있는 의도적 본질 때문에 정신적 능력과 기술을 항상 포함하고 있다. 그리고 전형적인 관찰가능 한 신체적 활동적 차원을 포함하고 있지만 항상 그런 것은 아니다. 어떤 사람이 벽돌 쌓기를 하거나 명상운동을 하던지 우리는 그 사람이 '무엇인가(doing)'를 행하고 있다고 말할 수 있다. 그러나 이런 작업 중 하나만이 관찰할 수 있는 신체적 동작을 요구한다. 본질적으로 신체적 혹은 정신적이던지 일상의 작업에서 과제를 완수하는데 필요한 행동은 움직임, 지각, 사고 및 감정과 관련된 특수한 요소에 따라 분석될 수 있다. 다양한 작업수행의 요소는 작업치료공용어 3판(uniform terminology for occupational therapy, third edition)에 기술되고 정의되어 있다(AOTA, 1994).

기능(function)과 목적 있는 활동(purposeful activity)에 대한 주제를 다루기 위해 미국작업치료협회(AOTA)는 포지션 논문지(position papers)를 발전시켜 왔다. 그리고 이 용어들(기능과 목적 있는 활동)과 작업(occupation)사이의 의미를 명확히 구분하는 것은 중요하다. 미국작업치료협회(AOTA)는 작업치료사들이 기능(function)이란 용어를 사용하는 의미는 개인이 일상의 작업(작업수행 occupational performance)을 하는 동안 활동(activities), 과제(tasks) 그리고 역할(roles)을 수행하는 것이다라고 말했다(AOTA, 1995). 또한, 목적 있는 활동(purposeful activity)은 활동에 대해 의도적이고 목적 지향적인 본질을 강조하는 일상의 과제 수행을 기술하는 용어로 인식되었다(AOTA, 1993). 이 논문에서 인간 작업에 대한 참조(reference)는 어떤 활동을 추구할 때 의도성을 가지고 환경에 작용하는데 요구되는 인간의 능력뿐만 아니라 시간이 흐르면서 이런 활동추구의 특별한 조직화와 활동에 내포된 의미 그리고 활동을 관찰하는 다른 사람들을 반드시 포함하고 있다.

요약하면, 작업(occupation)은 수행을 포함하여 배경적, 시간적, 심리적, 사회적, 상징적 차원을 가지고 있다; 반면에 기능(function)은 그것의 특수한 사용에서 주로 수행 차원을 강조한다. 목적 있는 활동(purposeful activity)은 다양한 차원과 의도성(intentionality)을 내포하고 있는 반면, 작업(occupation)이란 용어에 내포된 인간 활동(human enterprise)의 풍부성은 포함하고 있지 않다. 모든 작업(occupation)은 목적 있는 활동을 구성하지만 모든 목적 있는 활동(purposeful activity)이 작업으로 기술될 수 있는 것은 아니다.

작업치료의 이익
(Therapeutic benefits of occupations)

Adolph Meyer(1922)가 철학적 내용의 논문을 쓴 이후로 많은 학자들은 작업의 치료적 가치에 대해 연구를 시작했다(Clark, 1993; Cynkin & Robinson, 1990; Englehardt, 1977; Reilly, 1962; Yerxa, 1967). 이런 논문에서는 재활의 시설, 적응 및 자기-실현에서부터 운동조절과 감각처리의 개선에 이르기까지 광범위한 치료적 이익을 다루었다. 이런 치료적 이익에 대한 몇 가지 주장들을 지지하는 증거들이 계속해서 나오고 있지만 다른 이익들이 타당성을 가지고 있는지 증명해 줄 수 있는 추가적인 연구가 필요하다.

작업은 아주 복잡한 현상이고, 최근까지 엄격한 연구과정을 거치지 않았기 때문에 건강과 안녕의 관계와 본질에 대해서 아직 많은 질문들이 미해결로 남아있다. 이것은 더 많은 연구의 필요성을 강조한다. 현재의 작업에 대한 신념과 이론들은 불완전하며 계속 발전되어야 할 것이다.

작업의 연구와 논의에 대한 개선과 방해
(Forces advancing and impeding the study and discussion of occupation)

작업 연구를 방해하는 문제 중에 하나는 작업의 여러가지 수준과 유형을 명백하고 논리적이고 일관되게 기술하는 방법이다. 수준(level)이란 용어는 작업의 복잡성을 말한다. 예를 들면, 옷 입기(getting dressed)와 직장으로 운전하기(driving)는 평상시 일어날 수 있는 조직화된 행동의 세트(sets of actions)로써 쉽게 해석될 수 있지만, 이런 행동의 각각은 단추 끼우기나 시동걸기와 같이 덜 복잡한 여러 가지 세부적이고 명확한 행동을 포함하고 있다. 심지어 옷 입기와 운전하기와 같은 아주 복잡한 작업 행동도 활동군(clusters of activity)에 내포되어(nested) 있고 직업을 구하는(pursuing a career) 것과 같은 어떤 문화 속의 보다 큰 조직적 행동 세트의 한 부분으로 인식되어 있다. 이러한 내포 현상(phenomenon of nesting) 즉, 간단한 행동을 보다 복잡한 행동 세트의 부분으로 확인할 수 있는 이 현상은 시간이 지나면 작업의 조직화로 연결될 수 있는 작업의 차원(a dimension of occupations)으로 다양하고 복잡한 수준을 보여준다.

영어에서 작업(occupations)과 관계된 용어는 행동(actions), 과제(tasks) 및 프로젝트(projects) 등이 있으며 이들은 복잡성(complexity)에서 차이를 나타낸다. Evans(1987)와 Kielhofner(1993)는 작업의 위계적 본질을 기술했고 다른 연구자들(Christiansen, 1991; Nelson, 1988)은 인간활동 계획(human enterprise)의 특수한 용어들을 이런 위계적 수준에 따라 다르게 나타낸다면 유용할 것이라고 제안하였다. 그러나 작업행동의 다양하고 복잡한 수준을 기술하기 위해 이런 용어들을 어떻게 사용해야할 지에 대해서는 작업치료나 사회과학 학자들 사이에 동의가 없었다.

작업의 유형(types)이나 분류(categories)를 기술하는 데에는 비슷한 어려운 점이 있다. 작업의 어떤 분류는 작업치료사들이 전통적인 사용법을 이용하여 동시대의 문화 속에서 인정된 것이다. 이런 분류는 일(work), 자조활동 또는 자기관리(self-care or maintenance), 놀이(play) 그리고 여가(leisure)를 포함한다.

다른 문화에 사는 인간의 연구는 이런 일반적 분류를 따랐으며 시대적 사용에서 유사함을 보여주었다(Christiansen, in press). 그러나 작업의 일반적 분류가 여러 문화에서 인정되었지만 각 범주(category)를 구성하는 특수한 과제들(tasks)과 범주(categories)의 윤곽은 개인에 따라 다양하다. 보다 큰 범주(category)속의 주어진 과제(task)의 분류는 그것이 수행되는 배경(context)에 의존한다. 예를 들면, 바느질은 어떤 사람에게는 일(work)일 수 있지만 다른 사람에게는 여가(leisure)로 분류될 수 있다.

유사하게도, 대부분의 작업 추구는 참여자와 관찰자가 알고 있는 일반적이거나 문화적인 의미와 오직 수행자만이 알고 있는 특수하고 개인적인 의미를 가지고 있다(Nelson, 1988; Rommerveit, 1980). 예를 들면, 옷을 입는 것은 대부분의 문화에서 일상에서 일어나고 필요한 것으로 간주된다. 하지만 3살된 아이가 처음으로 보조없이 옷을 입는 장면과 어떤 성인이 새로운 의수

(prosthetic arm) 사용을 연습하는 장면에서 두 사람의 상징적인 중요성을 생각해보라. 고등학교 졸업식이나 결혼식과 같은 기념일이나 생의 중요한 날에 옷을 입는 일은 특별한 중요성을 가지고 행동을 하게 된다. 시간이 지나면, 매일의 작업에서 생긴 경험들은 점차 의미를 가지게 되고 개인 자신의 이야기(self-narrative)나 인생 이야기(life story)의 한 중요한 부분으로 해석될 수 있다(Bruner, 1990; Clark, 1993; Mattingly & Fleming, 1993).

작업과 작업치료의 연구
(Research on occupations and research in occupational therapy)

작업의 연구는 작업치료의 연구와 구별되어 생각해야 한다(Mosey, 1992). 작업의 연구는 사람들이 전형적으로 수행하는 일상적인 작업의 본질을 이해하기 위한 질문이다; 즉, 사람들이 무엇을 하고, 어떻게 그것을 하며, 왜 그것을 하는지에 대한 것이다. 반대로 작업치료의 연구는 건강에서 작업의 영향, 작업을 못하는 장애의 확인과 치료를 촉진시키는 이론의 틀(frames of reference)의 발달 그리고 과학에 근거한 전문직의 중요한 이슈에 대해 관심을 가진다.

두 가지 영역에 대한 연구는 과거 작업에 관련된 용어 정의의 부족함 때문에 방해받아왔다. 다음에, 이것은 임상에서의 관심과 연구의 초점이 서로 불일치하는데 공헌을 하였다(Christiansen, 1981; Kiehofner & Burke, 1997; Mosey, 1985, 1989; Rogers, 1982; Shannon, 1977). 최근 인간을 작업적 존재로서 이해하는데 관심을 가지는 작업과학(occupational science)이라는 학문이 출현하였다(Clark 외, 1991; Yerxa 외 1989). 추가적인 연구를 통하여 우리가 건강과 안녕을 촉진하고 회복시키기 위한 수단으로써 작업의 본질과 그것의 잠재력을 보다 많이 배울 수 있다면 특수한 개념을 기술하는 전문용어(terminology)의 사용에 대한 논의가 계속될 수 있을 것이다.

이 논문은 인간의 작업과 관련된 현재의 용어들 사이의 구분을 확인하는 시도를 해왔다. 우리가 작업에 대한 이해를 빨리 할수록 더 많은 개념과 용어가 발전될 것이다. 우리는 삶의 중요성, 복잡성 및 풍부성에 대한 이해를 더 많이 촉진시키기 위해 작업의 지식을 계속해서 발전시켜야 할 것이다. 따라서 작업치료사들은 그것의 초창기 공헌자들의 비전을 더 잘 이해할 것이고 현재의 상태를 올바르게 인식할 것이며 인간존재의 시금석으로서 작업에 내재해 있는 잠재성을 보다 많이 깨달을 것이다.

참고문헌 (REFERENCES)

American Occupational Therapy Association. (1993). Position paper: Purposeful activity. *American Journal of Occupational Therapy*, 47, 1081-1082.

American Occupational Therapy Association. (1994). Uniform terminology for Occupational Therapy — Third edition. *American Journal of Occupational Therapy*, 48, 1047-1059.

American Occupational Therapy Association. (1995). Position paper: Occupational performance: Occupational therapy's definition of function. *American Journal of Occupational Therapy*, 49, 1019-1020.

Bing, R. (1981). Occupational therapy revisited: A Paraphrastic journey. *American Journal of Occupational Therapy*, 35, 499-518.

Breines, E. (1987). Pragmatism as a foundation for occupational therapy. *American Journal of Occupational Therapy*, 41, 522-525.

Brown, R. (1986). *Social psychology* (2nd ed.). New York: Free Press.

Bruner, J. (1990). *Acts of Meaning*. Cambridge, MA: Harvard University Press.

Burke, J. P. (1977). A clinical perspective on motivation: Pawn versus origin. *American Journal of Occupational Therapy*, 31, 254-258.

Christiansen, C. (1981). Toward resolution of crisis: Research requisites in occupational therapy. *Occupational Therapy Journal of Research*, 1, 115-124.

Christiansen, C. (1991). Occupational Therapy: Intervention for life performance. In C. Christiansen & C. Baum (Eds.), *Occupational Therapy: Overcoming human performance deficits* (pp. 1-13). Thorofare, NJ: SLACK Incorporated.

Christiansen, C. (1994). A social framework for understanding self-care intervention. In C. Christiansen (Ed.), *Ways of living: Self-care strategies for special needs (pp. 1-26)*. Rockville, MD: American Occupational Therapy Association.

Christiansen, C. (In press). Three perspectives on balance in occumpation. In F. Clark & R. Zemke (Eds.), *Occupational science: The first five years*. Philadelphia: F. A. Davis.

Clark, F. A. (1993). Occupation embedded in a real life: Interweaving occupational science and occupational therapy. 1993 Eleanor Clarke Slagle Lecture. *American Journal of Occupational therapy*. 47, 107-1078.

Clark, F. A., Parham, D., Carlson, M. E., Frank, G., Jackson, J., Pierce, D., Wolfe, R. J., & Zemke, R. (1991). Occupational science: Academic innovation in the service of occupational therapy's future. *American Journal of Occupational Therapy*, 45, 300-310.

Cynkin, S., & Robinson, A. M. (1990). *Occupational therapy and activities health: Toward health through activities.* Boston: Little, Brown.

DiMatteo, M. R. (1991). *The psychology of health, illness, and medical care: An individual perspective.* Pacific Grove, CA: Brooks-Cole.

Dunton, W. R. (1918). The principles of occupational therapy. *Public Health Nurse*, 10, 316-321.

Englehardt, H. T. (1977). Defining occupational therapy: The meaning of therapy and the virtues of occupation. *American Journal of Occupational Therapy*, 31, 666-672.

Evans, A. K. (1987). Nationally speaking: Definition of occupation as the core concept of occupational therapy. *American Journal of Occupational Therapy*, 41, 627-628.

Fidler, G. S. (1981). From crafts to competence. *American Journal of Occupational Therapy*, 35, 567-573.

Fidler, G. S. (1981). Fidler, J. W. (1979). Doing and becoming: Purposeful action and self-actualization. *American Journal of Occupational Therapy*, 32, 305-310.

Fidler, G. S. & Fidler, J. W. (1983). Doing and becoming: The Occupational Therapy experience. In G. Kielhofner (Ed.), *Health through occupation* (pp. 267-280). Philadelphia: F. A. Davis.

Frank, G. (1994). The personal meaning of self-care. In C. Christiansen (Ed.), *Ways of living: Self-care strategies for special needs* (pp. 27-49). Rockville, MD: American Occupational Therapy Association.

Henderson, A., Cermark, S., Coster, W., Murray, E., Trombly, C., & Tickle-Degnen, L. (1991). The issue is: Occupational science is multidimensional. *American Journal of Occupational Therapy*, 45, 370-372.

Kielhofner, G. (1977). Temporal adaptation: A conceptual framework for occupational therapy. *American Journal of Occupational Therapy*, 31, 235-242.

Kielhofner, G., & Burke, J. P. (1977). Occumpational therapy after sixty years: An account of changing identity and knowledge. *American Journal of Occupational Therapy,* 31, 675-689.

Levine, R. (1991). Occupation as a therapeutic medium. In C. Christiansen & C. Baum (Eds.), *Occupational therapy: Overcoming human performance deficits* (pp. 592-631). Thorofare, NJ: SLACK Incorporated.

Mattingly, C., & Fleming, M. (1993). *Clinical reasoning.* Philadelphia: F.A. Davis.

Meyer, A. (1922). The philosophy of occupational therapy. *Archices of Occupational Therapy*, 1, 1-10.

Mosey, A. C. (1985). A monistic or pluralistic approach to professional identity. *American Journal of Occupational Therapy*, 39, 504-509.

Mosey, A. C. (1986). Psychosocial components of occupational therapy. New York: Raven.

Mosey, A. C. (1989). The proper focus of scientific inquiry in occupational therapy: Frames of reference. Occupational Therapy Journal of Research, 9, 195-201.

Mosey, A. C. (1992). Partition of occupational science and occupational therapy. *American Journal of Occupational Therapy*, 46, 851-855.

Nelson, D. L. (1988). Occupation: Form and performance. *American Journal of Occupational Therapy*, 42, 633-641.

Reilly, M. (1962). Occupation can be one of the great ideas of 20th century medicine. *American Journal of Occupational Therapy,* 16, 1-9.

Rogers, J. (1982). The spirit of independence: The evolution of a philosophy. *American Journal of Occupational Therapy,* 36, 709-715.

Rommerveit, R. (1980). On meanings of acts and what is meant and made known by what is said in a pluralistic social world. In M. Brenner (Ed.), *The structure of action* (pp. 108-149). Oxford: Basil Blackwell.

Shannon, P. D. (1977). The derailment of occupational therapy. *American Journal of Occupational Therapy,* 31, 229-234

Slagle, E. C. (1922). Training aids for mental patients. *Archives of Occupational Therapy*, 1, 11-17

Tracy, S. (1910). *Studies in invalid occuations: A manual for nurses and attendants.* Boston: Whitcomb & Burrows.

Upham, E. G. (1918). *Ward occupations in hospitals.* Federal Board for Vocational Education Bulletin 25. Washington, DC: Government Printing Office.

White, R. W. (1971). The urge towards competence. *American Journal of Occupational Therapy,* 25, 271-274.

Yerxa, E. (1967). Authentic occupational therapy. *American Journal of Occupational Therapy,* 21, 1-9.

Yerxa, E., Clark, F., Frank, G., Jackson, J., Parham, D., Pierce, D., Stein, C., & Zemke, R. (1989). An introduction to occupational science: A foundation for occupational therapy in the 21st centry. In J. Johnson & E. Yerxa (Eds.), *Occupational science: The foundation for new models of practice* (pp. 1-18). New York: Haworth.

Prepared by Charles Christiansen, EdD, OTR, OT(C), FAOTA; Florence Clark, PhD, OTR, FAOTA; Gary Kielhofner, DPM, OTR, FAOTA; Joan Rogers, PhD, OTR, FAOTA; with contributions from David Nelson, PhD, OTR, FAOTA; for the Commission on Practice (Jim Hinojosa, PhD, OTR, FAOTA; Chairperson). Adopted by the Representative Assembly 1995.

Position Paper : 목적 있는 활동
(Purposeful Activity)

미국작업치료협회(AOTA)는 과거 전반에 걸쳐 작업치료의 핵심인 목적 있는 활동에 대한 용어의 사용을 분명히 하기 위해 이 논문을 실었다. 사람들은 그들의 작업수행의 배경(contexts)에서 일상적 일의 한 부분으로 목적 있는 활동을 수행한다(AOTA, 1979). 작업은 자기-관리(self-maintenance), 일(work), 여가(leisure) 그리고 놀이(play) 등의 능동적 참여를 말한다. 목적 있는 활동(purposeful activity)은 작업을 구성하는 목표-지향적 행동(goal-directed behaviors)이나 과제(tasks)를 말한다. 활동(activity)은 개인이 자발적이고 능동적인 참여를 하고 그 활동이 개인에게 의미 있고 목표 지향적인 것이라면 목적 있는 것으로 간주될 수 있다(Evans, 1987; Gilfoyle, 1984; Mosey, 1986; Nelson, 1988). 활동의 목적은 그것을 수행하는 개인(individual)과 그것이 일어나는 배경(context)에 달려있다(Henderson 등, 1991). 활동의 의미는 각 개인에게 특별하며 그 개인의 생활 경험(Mosey, 1986; Pedretti, 1982), 생활 역할, 관심, 연령 그리고 문화적 배경뿐만 아니라 그 활동이 일어난 상황적 배경 등에 의해 영향을 받는다. 작업치료사는 일상적 작업 속에서 개인의 기능을 평가하고 촉진하고 회복시키고 유지시키기 위해 목적 있는 활동을 사용하는 것과 관련이 있다.

작업치료사는 일상생활과 환경에서 요구하는 개인의 기능적 문제를 해결하기 위한 능력을 평가하기 위해 활동을 사용한다. 작업치료사는 평가를 토대로 개인과 협력하여 그에게 효과적인 행동의 기회를 제공하기 위해 활동 경험을 설계한다. 목적 있는 활동은 개인의 능력을 보조하고 증진시키며 또한 개인의 기능적 목표를 성취하도록 한다.

목적 있는 활동은 개인이 자신의 환경을 통제하도록 느끼며 성공적인 수행을 한 후에는 개인이 소질이나 능력이 있음을 증가시킨다(Fidler & Fidler, 1978). 개인은 목적 있는 활동을 수행하고 있는 동안 주의집중을 목표성취를 위한 과정(processes)보다는 목표(goal)에 둔다. 인간상호적(interpersonal), 문화적, 물리적 그리고 다른 환경 조건의 배경속에서 일어나는 목적 있는 활동은 개인의 감각운동, 인지, 심리사회적 시스템사이의 조화를 요구하고 유도한다. 목적 있는 활동은 사전계획(premeditation), 반영(reflection), 계획(planning) 그리고 상징적 단서의 사용과 같은 복잡한 인지적 과정을 독립적으로 사용한다. 반대로, 목적 있는 활동은 덜 복잡한 과정을 포함하기도 하고 외부 구조, 지지, 감독과 같은 상황에서 일어날 수도 있다(Allen, 1987; Henderson 등, 1991).

목적있는 활동을 사용하는 치료적 목적은 새로운 기술을 정복하고, 손상받은 능력을 회복하고, 기능적 장애를 보상하고, 건강을 관리하고 그리고 장애를 예방하는 것이다. 목적있는 활동을 치료적으로 사용하기 위해 작업치료사는 몇 가지 조망에서 활동을 분석하여야 한다. 첫 번째로, 과제(tasks) 수행에 어떤 기술과 능력이 필요한지를 결정하기 위한 요소를 확인하기 위해 활동을 검사한다. 둘째로, 검사는 활동이 수행되는 배경(contexts)에서 실시되어야 한다. 마지막으로, 치료사는 활동의 의미(meaningfulness)에 영향을 줄 수 있는 개인의 나이, 작업 역할, 문화적 배경, 성별, 관심 그리고 선호도를 고려해야 한다. 이러한 모든 정보는 작업치료사가 개인의 치료적 목적을 위한 활동을 합성[(synthesizing: 예, 적용화(adapting), 등급화(grading) 그리고 결합화(combining)]하는데 보조하기 위해 같이 고려되어야 한다.

목적 있는 활동은 그것의 본래의 특성을 분석하는 것만으로 처방될 수 없다. 오히려, 목적 있는 활동의 처방은 정의에서 말해주듯 개인적-특수성(individual-specific)을 가진다. 작업치료사는 개인의 성공적 수행을 촉진시키고 특별한 반응을 유도하기 위해 주어진 활동을 단계화하고 적응시킨다. 활동을 등급화(grading)하는 것은 수행 요구를 점차적으로 증가 또는 감소시키기 위해 주어진 활동의 과정, 도구, 재료, 환경을 점진적으로 변화시킴으로써 개인의 능력을 키우도록 한다. 이런 점차적 수정은 개인의 역동적 변화의 반응에서 이루어지고, 개인의 기술을 점차적으로 발달시키며 그리고 관련된 치료의 이익을 위한 기회를 제공한다. 활동의 등급화는 과제 순서, 지속 시간, 절차; 개인의 위치; 도구 및 재료의 위치; 재료의 크기, 모양, 무게, 질감; 개인상호적 접촉의 본질과 정도; 치료사의 신체적 다룸의 정도; 그리고 활동이 이루어지는 환경 등을 수정함으로써 성취될 수 있다. 지지적(supportive) 및 보조적 도구(assistive devices) 또는 테크닉(techniqes)은 활동의 효과를 강화시키고 수행을 촉진시키기 위해 사용할 수 있다(Henderson 등, 1991; Pedretti & Pasquinelli, 1990). 이러한 테크닉이나 도구는 목적 있는 활동의 수행과 작업의 종사를 촉진시키거나 준비시켜 준다.

만약 치료 목표가 수행의 요소를 강화시켜서 개인이 작업 수행 영역에 종사할 수 있도록 하는 것이라면 개인이 목표에 요구되는 특수한 기술을 완성하도록 활동을 선택하고 환경적 조건을 조절하여 단계적 도전을 하도록 하여야 한다. 개인이 성공적으로 과제를 수행하는 것이 우선적이라면 작업치료사는 수행을 촉진시키기 위해 과제와 환경을 적용시킨다. 적용(adaptation)은 활동이나 환경을 변화시켜 성공적인 수행을 하고 특별한 치료 목표를 성취하도록 하는 과정이다. 과제의 적용은 보조도구 및 테크닉을 사용하고 전략의 등급을 요구한다.

작업치료교육은 학생들에게 활동의 사용과 의미에 관련된 행동과학과 생물과학의 지식, 목적 있는 활동의 본질 그리고 작업치료 이론의 틀(frame of reference)속에서 문제를 해결하기 위한 활동의 적용을 교육시킴으로써 치료적 매개인 활동의 사용에 대한 배경을 제공해준다.

요약하면, 목적있는 활동은 일(work), 자조-활동(self-care), 놀이(play) 및 여가(leisure activities)의 배경속에서 일어나고, 개인들이 일상의 작업을 충분하게 수행하도록 개인의 능력을 평가하고 촉진하고 회복시키고 그리고 유지시키기 위해 사용된다. 작업치료사들은 열정을 가지고 개인들이 목적 있는 활동에 참여도록 안내해주고 그들이 일상에서 부모, 자식, 학생, 주부, 근로자, 퇴직자 등의 역할을 수행함으로써 자신들의 존재의 가치를 높이 느끼며 살아가도록 해준다(Reilly, 1966).

참고문헌 REFERENCES

Allen, C. K. (1987). Activity: Occupational therapy's treatment method (Slagle lecture). *American Journal of Occupational Therapy*, 41, 563-575.

American Occupational Therapy Association. (1979). Resolution C, 531-79: The philosophical base of occupational therapy. *American Journal of Occupational Therapy*, 33, 785.

Evans, K. A. (1987). Nationally speaking — Definition of occupation as the core concept of occupational therapy. *American Journal of Occupational Therapy*, 41, 627-628.

Fidler, G. S., & Fidler, J. W. (1978). Doing and becoming: Purposeful action and self-actualization. *American Journal of Occupational Therapy*, 38, 305-310.

Gilfoyle, E. M. (1984). Transformation of a profession (Slagle lecture). *American Journal of Occupational Therapy*, 38, 575-584.

Henderson, A., Cermak, S., Coster, W., Murray , E., Trombly, C., & Tickle-Degnen, L. (1991). The issue is — Occupational science is multidimensional. *American Journal of Occupational Therapy*, 45, 370-372.

Mosey, A. C. (1986). *Psychosocial components of occupational therapy*. New York, NY: Raven.

Nelson, D. L. (1988). Occupation: Form and performance. *American Journal of Occupational Therapy*, 42, 633-641.

Pedretti, L. W. (1992, May). The compatibility of current treatment methods in physical disabilities with the philosophical base of occupational therapy. Paper presented at the 62nd Annual Conference of the American Occupational Therapy Association, Philadelphia, PA.

Pedretti, L. W., & Pasquinelli, S. (1990). A frame of reference for occupational therapy in physical dysfunction. In L. W. Pedretti & B. Zoltan (Eds.), *Occupational therapy practical skills for physical dysfunction* (pp. 1-17). St. Louis, MO: Mosby.

Reilly, M. (1966). The challenge of the future to an occupational therapist. *American Journal of Occupational Therapy*, 20, 221-225.

Prepared by Jim Hinojosa, PhD, OTR, FAOTA; Joyce Sabari, PhD, OTR; and Lorraine Pedretti, MS, OTR, with contributions from Mark S. Rosenfeld, PhD, OTR and Catherine Trombly, ScD, OTR/L, FAOTA, for the Commission of Practice (Jim Hinojosa, PhD, OTR, FAOTA, Chairperson).

Approved by the Representative Assembly April 1983. Revised and approved by the Representative Assembly June 1993.

Position Paper : 작업 수행: 기능에 대한 작업치료의 정의

Occupational Performance: Occupational therapy's definition of function

Fidler와 Fidler(1963)는 기능(function)을 "무엇을 하는 것(doing)"으로 정의한다. Trombly(1993)는 기능을 "작업 기능(occupational function)의 사용"을 촉진하는 것으로 설명한다. 또 다른 정의에서 보면, 기능은 수행(예, 기능적 강도, 움직임의 기능적 범위, 기능적 기술)을 설명할 수 있는 것으로 본다. 기능(function)이란 단어는 역할, 사용, 활동, 능력, 직업, 위치, 추구 또는 장소를 의미한다(Landau & Bogus, 1977). 기능이란 용어를 사용하고 그것을 의미하는 방법은 여러 가지가 있지만 이런 방법들은 기능에 초점을 맞추는 작업치료 특유한 역할에 혼란을 줄 수 있다. 그러나 용어 사용에 있어 약간의 혼란에도 불구하고 작업치료사가 환자가 요구하는 기능의 문제를 해결하는 목적에 있어서는 혼란은 없다.

작업치료는 작업 역할(occupational roles)을 행하는 개인적 기능의 범위를 말하기 때문에 기능(function)이란 용어를 수행(performance)과 작업 수행(occupational performance)과 교환하여 사용한다. 기능의 개념은 작업치료의 이론의 틀에서 보면 명확하지 않다. 그 이유는 작업치료사가 기능을 약화시킨 손상을 극복하는 전략에 초점을 두고 있기 때문이다. 작업치료사는 사람들이 근로자, 부모, 배우자나 파트너, 형제자매 그리고 친구와 같은 역할에 필요한 기본적인 활동과 과제를 만족스럽게 수행하는데 있어 그들의 능력을 위협하고 약화시키는 어려움을 견디고 도전과 맞서 싸우도록 도와준다.

작업치료가 "어떻게 기능(function)을 사용하는지"에 대해서 이해하기 위해 작업치료의 역사적 근원을 재고찰 할 필요가 있다. 작업치료는 1차세계대전 중과 전쟁이 끝난 후에 전문적인 직업으로 출현하였다. Adolph Meyer(1922)와 다른 연구자들의 이론적 연구들이 그 당시 막 출현한 미국심리학파(the emerging school of American psychology)에 의해 처음으로 소개되었다. 그 학파는 "기능적 접근(functional approach)"의 연구에서 유기체의 구조보다는 환경의 적응 과정에 초점을 두었다(Boring, 1950). 작업치료의 선구자들은 작업의 중요성과 기능의 보존에 중점을 두었으며, 초기 임상에서는 기능을 유지하거나 개선시키는 일과 생산성의 역할에 초점을 두었다(Hopkins, 1988). 기능과 작업의 개념은 아직 오늘날 작업치료의 핵심으로 남아있다. 그러나 보다 최근에는 기능적이고 구조적인 접근의 상호작용이 출현하였고 기능은 신경과 생리학적 기전, 행동 그리고 환경과의 상호작용으로 간주되고 있다. 이런 상호작용은 개인의 기능을 사람, 작업, 및 환경간의 역동적 관계로 간주하기 때문에 건강에 대한 작업의 효과를 이해하는데 중요하다(Almli, 1993; 그림 1을 보라). 작업치료사들이 기능(function)을 표현하기 위해 사용하는 유일한 용어는 "작업 수행(occupational performance)"이다. "작업 수행은 그 환경에서 매일의 작업에 종사하는 개인의 역동적 경험을 반영한다(Law & Baum, 1994, p.12)".

기능의 개념은 항상 작업치료의 중심적 주제였으며 지금도 중요한 초점으로 남아 있다. 다른 전문가들도 기능의 중요성을 인식하기 시작했고 그것에 높은 가치를 두고 있다. Fisher(1992)는 기능적 독립성을 촉진시키는 일반적 목표를 작업치료, 물리치료, 간호학, 사회복지학, 심리학, 의학 등이 서로 공유하고 있다고 말했다. 치료 효과성의 주요 지표(indicators)중의 하나로 그 변화는 병리학의 초점에서 기능의 초점으로 흘러가고 있다(Ware, 1993). 이런 변화는 또한 작업치료가 항상 가치를 두는 논제 즉 "지역사회에서 개인 기능의 능력"을 우선 순위에 두도록 하였다.

작업치료에서 보는 기능은 인간의 기관(또는 신체 부위)에 대한 기능보다 더 넓은 차원을 말한다(Christiansen, 1991). 이것은 손상〔(impairment: National Center for Medical Rehabilitation Research (NCMRR)〕으로 정의하고 있는 해부학적 구조 및 기능적 이상(abnormality)이나 상실(loss)을 훨씬 넘어선 것을 말하거나; 기능적 제한(functional limitation: NCMRR)으로 정의하고 있는 즉, 정상으로 간주하는 동작이나 활동을 수행하지 못하는 능력 부족의 이상을 말한다. 작업치료는 제한을 가진 장애(disability: NCMRR)를 정의하고 있는 것처럼 개인을 사회적 문화적 물리적 환경 속에서 활동과 역할을 수행하는 것으로 간주하고 있다. 작업치료사들은 환

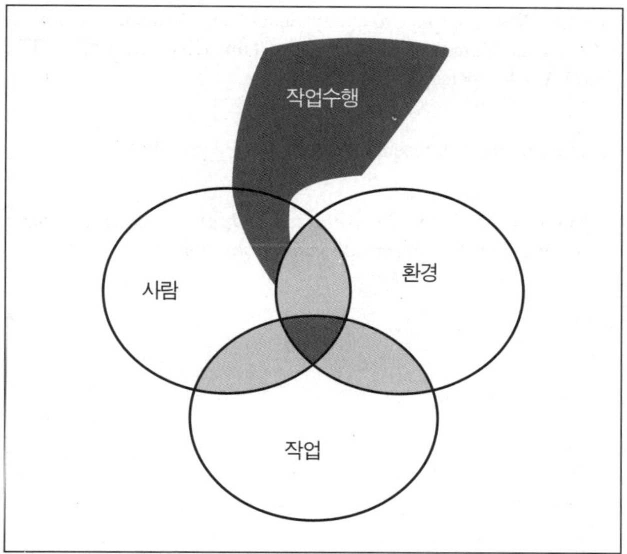

그림 1. 출처: Law, M. (1993). Planning for children with physical disabilities: Identifying and changing enviroments through participatory research. Doctoral dissertation, University of Waterloo, waterloo, Canada.

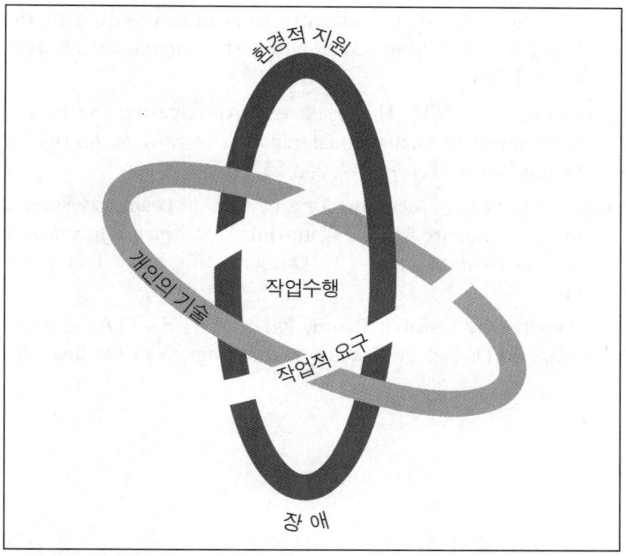

그림 2. 출처: Law, M., Cooper, B., Letts, L, Rigby, P., Stewart, S., & Strong, S. (1994). A model of person-enviorn-ment interactionas: Application to occupational therapy. Unpublished manuscript, McMaster University, Hamilton, Canada.

경적 지원과 장애, 개인의 기술 그리고 개인의 작업적 요구가 상호 작용하는 작업수행수준에서 개인의 기능을 해결한다.

1917년 이후로 작업치료는 장애인이나 장애로 위협받는 사람들의 능력을 향상시키는데 서비스를 제공하였다. 치료사들은 일상생활동작이나 활동을 수행하는 능력이 부족한 사람들에게 작업수행을 개선시키는 중재를 사용함으로써 그들의 노력을 기능에 두어 왔다. 이것은 환자와 치료사간의 상호적 노력을 통하여 성취할 수 있으며, 이때 치료사는 개인의 약점, 강점 그리고 장점을 확인 할 수 있다. 그 다음 치료사에 의해 치료적 중재, 교육적 전략, 자원에 대한 접근 그리고 환경의 적응이 사용되고 그 결과 개인은 자신의 목표를 달성할 수 있다 (Law & Baum, 1994). 작업치료는 개인들이 의미 있고 생산적인 활동과 과제를 성취하도록 자신감과 기술을 습득하는 기회를 만들어 주고, 그 결과 그들이 작업 수행을 증가시키고 기능을 향상시키도록 도와주는데 지대한 공헌을 한다.

참고문헌 REFERENCES

Alimli, C. R. (1993, June). *Motor system, development, and neuroplasticity: Implications of theory and practice in occupational therapy*. AOTF Research Colloquium, Seattle, WA.

Boring, E. G. (1950). *A history of experimental psychology* (2nd ed.). Englewood Cliffs, NJ: Prentice Hall.

Christiansen, C. (1991). Occupational therapy intervention for life performance. In C. Christiansen & C. M. Baum (Eds.), *Occupational therapy: Overcoming human performance deficits* (pp. 3-43). Thorofare, NJ: SLACK Incorporated.

Fidler, G., & Fidler, J. (1963). *Occupational therapy: A communication process in psychiatry*. New York: Macmillan.

Fisher, A. G. (1992). The Foundation — Functional measures, part 1: What is function, what should we measure, and how should we measure it? *American Journal of Occupational Therapy*, 46, 183-185.

Hopkins, H. L. (1988). An historical perspective on occupational therapy. In H. L. Hopkins & H. D. Smith (Eds.). *Willard and Spackman's occupational therapy* (7th ed., pp. 16-37). Philadelphia, PA: Lippincott.

Landau, S. L., & Bogus, R. J. (1977). *The Doubleday Roget's thesaurus in dictionary form* (p. 278). Garden City, NY: Doubleday.

Law, M., & Baum, C. M. (1994). *Creating the fucture: A Joint effort*. St. Louis; Authors (Program in Occupational Therapy, Washington University School of Medicine, 4567 Scott Avenue, St. Louis, MO 63110).

Meyer, A. (1922). The philosophy of occupational therapy. *Archives of Occupational Therapy*, 1(1), 1-10.

National Center for Medical Rehabilitation. Research. (1993). Research Plan for the National Center for Medical Rehabilitation Research (National Institutes of Health Publication No. 93-3509). Washington, DC: U.S. Government Printing Office.

Peloquin, S. M. (1991). Looking Back — Occupational therapy

service: Individual and collective understanding of the founders, part 1. *American Journal of Occupational Therapy*, 45, 352-360.

Trombly, C. (1993). The Issue Is — Anticipating the future: Assessment of occupational function. *American Journal of Occupational Therapy*, 47, 253-257.

Ware, J. E. (1993). Measures for a new era of health assessment. In A. L. Stewart & J. E. Ware (Eds.), *Measuring functioning and well-being* (pp. 3-12). Durham, NC: Duke University Press.

Prepared by Carolyn Baum, PhD, OTR, FAOTA; Dorothy Edwards, PhD; and the faculty of the Program in Occupational Therapy, Washington University School of Medicine, St. Louis, MO, for the Commission on Practice (Jim Hinojosa, PhD, OTR, FAOTA, Chairperson).

Adopted by the Representative Assembly April 1995.

부록 B

작업치료서비스 기록을 위한 공용어, 1판

Uniform Terminology for Reporting Occupational Therapy Services, First Edition

Please note that document is presented for historical significance only. It has been rescinded by the American Occupational Therapy Association.

소개 INTRODUCTION

1978년 8월 미국작업치료협회 중역이사회는 기존 작업치료 공용어와 가치보고시스템(value reporting system)을 재검토하고 전미작업치료 생산보고시스템(prodcuct reporting system)의 계획안을 상정하기 위해 특별전담반(Task Force) 설립의 위탁을 맡았다.

미국의 공법 95-142(public law 95-142)가 통과될 당시 병원에서는 작업치료서비스의 생산성을 보고할 국가적 시스템이 존재하지 않았다. 1978년 8월 국가시스템의 계획안을 세우기 위해 전미작업치료협회 위원회에서는 임상작업치료 공용어 보고시스템을 위한 특별전담반을 세웠다. 임상 전미작업치료협회 위원회의 회원인 Sylvia Harlock(OTR, Washington)은 위원회 회장 John Farace(OTR)에 의해 특별전담반의 책임자로 임명되었다. 특별전담반에서 일하였던 구성원들은 아래에 기록되어 있다:

Mary Lou Hymen, OTR	California
Kathy McFarland, OTR	Washington
Kathy Saunders, OTR	Wisconsin
Louise Thibodaux, OTR	Alabama
Carole Hays, OTR	Division on Practice, AOTA National Office

작업치료서비스의 기술 DESCRIPTION OF OCCUPATIONAL THERAPY SERVICE

작업치료 서비스의 다양성, 동일한 치료 결과를 위해 사용되는 평가와 치료 절차의 다중성 그리고 전문용어의 정의를 포함하여, 통일된 작업치료서비스 제공의 기술 부족 등 모두를 비춰볼 때 특별전담반은 작업치료서비스 기술(description of occupational therapy service)을 먼저 발달시켰다. 그들은 항목 선택과 용어 정의를 위해 다음의 기준을 고려하였다.

1. 치료 절차보다는 치료 과정의 기술을 강조한다.
2. 용어, 분류 선택, 및 정의에 있어 국민건강보험(medicare)과 저소득층 의료보험 제도(medicaid)의 지침서를 반영한다.
3. 작업치료 서비스/생산성에 대해 포괄적으로 기술한다.
4. 작업치료서비스를 다른 전문직업 서비스와 비교해서 구별되는 작업치료 서비스/생산성을 고려한다.
5. 가능한 모든 작업치료 역할보다는 임상에서 인정된 작업치료 역할을 담당한다.

작업치료기능 OCCUPATIONAL THERAPY FUNCTION

작업치료는 최적의 기능을 성취하고 장애를 예방하고

그리고 건강을 유지하기 위해 신체적 질병이나 손상, 정서 장애, 인지 및 발달 장애 또는 노화로 인해 기능적 손상을 가진 사람들의 평가, 문제 확인 그리고 치료에 목적적이고(purposeful), 목표 지향적(goal-oriented) 활동을 적용한다.

일상생활활동(ADL)의 수행 능력을 위한 평가, 훈련 및 교육; 보장구나 스플린트(orthoses or splints)의 설계, 제작, 및 적용; 감각운동 활동; 적응 장비의 선택과 사용에 대한 안내; 기능적 수행을 발달/회복시키기 위한 활동 과정과 활동의 치료적 사용; 직업전 평가와 훈련; 장애인을 위한 물리적 환경의 개조에 관한 상담; 퇴원 계획과 지역사회 복귀; 시간/공간/역할의 관리; 그리고 자기-표현과 의사소통을 위한 기회. 이러한 서비스는 개인, 집단 및 지역사회에 제공된다.

작업치료서비스 개요
OCCUPATIONAL THERAPY SERVICES OUTLINE

I. 작업치료 사정(occupational therapy assessment)
  A. 검사(screening)
  B. 환자-관련 상담(patient-related consultation)
  C. 평가(evaluation)
    1. 독립된 생활/일상생활 기술과 수행(independent living/daily living skills and performance)
    2. 감각운동 기술과 수행 요소(sensorimotor skill and performance components)
    3. 인지 기술과 수행 요소(cognitive skill and performance components)
    4. 심리사회적 기술과 수행 요소(psychosocial skill and performance components)
    5. 적응 치료(therapeutic adaptations)
    6. 특수 평가(specialized evaluation)
  D. 재평가(reassessment)
II. 작업치료 처치(occupational therapy treatment)
  A. 독립된 생활/일상생활 기술(independent living/daily living skills)
    1. 신체적 일상생활 기술(physical daily living skills)
      a. 몸단장과 위생(grooming and hygiene)
      b. 식사하기(feeding/eating)
      c. 옷 입기(dressing)
      d. 기능적 이동(functional mobility)
      e. 기능적 의사소통(functional communication)
      f. 사물 조작(object manipulation)
    2. 심리적/정서적 일상생활 기술(psychological/emotional daily living skills)
      a. 자기-개념/자기-정체성(self-concept/self-identity)
      b. 상황 대처(situational coping)
      c. 지역사회 참여(community involvement)
    3. 일(work)
      a. 집안일(homemaking)
      b. 아이 돌보기/부모 역할(child care/parenting)
      c. 고용 준비(employment preparation)
    4. 놀이/여가(play/leisure)
  B. 감각운동 요소(sensorimotor components)
    1. 신경근육(neuromuscular)
      a. 반사 통합(reflex integration)
      b. 관절가동범위(range of motion)
      c. 대근육 및 소근육 협응(gross and fine coordination)
      d. 근력과 지구력(strength and endurance)
    2. 감각 통합(sensory integration)
      a. 감각 인식(sensory awareness)
      b. 시-공간 인식(visual-spatial awareness)
      c. 신체 통합(body integration)
  C. 인지 요소(cognitive components)
    1. 지남력(orientation)
    2. 개념화/이해력(conceptualization/comprehension)
      a. 집중력(concentration)
      b. 주의집중 기간(attention span)
      c. 기억(memory)
    3. 인지 통합(cognitive integration)
      a. 일반화(generalization)

b. 문제 해결 능력(problem solving)

D. 심리사회적 요소(psychosocial components)

1. 자기-관리(self-management)

a. 자기-표현(self-expression)

b. 자기-통제(self-control)

2. 둘 사이의 상호관계(dyadic interaction)

3. 여러 사람간의 상호관계(group interaction)

E. 치료적 적용(therapeutic adaptation)

1. 보장구(orthotics)

2. 의지(prosthetics)

3. 보조/적응 장비(assistive/adaptive equipment)

F. 예방(prevention)

1. 에너지 보존(energy conservation)

2. 관절 보호/신체 역학(joint protection/body mechanics)

3. 자세(positioning)

4. 일상생활활동의 조화(coordination of daily living activities)

III. 환자/클라이언트-관련 상담(patient/client-related conference)

1. 전문가 상담(professional conferences)

2. 대리인 상담(agency conferences)

3. 환자/클라이언트-보호자 상담(patient/client-advocate conferences)

IV. 방문: 환자-치료 연결(travel: patient-treatment related)

다음의 항목은 직접적인 환자 보호와 관련하지 않는다.

V. 서비스 관리(service management)

A. 서비스 질의 재검토/서비스 질의 유지(quality review/maintenance of quality)

1. 표준화 된 질적 치료/서비스의 개발 (development of standards of quality treament/services)

2. 차트 심사(chart audit)

3. 인증 검토(accrediting reviews)

4. 작업치료처치 검토(occupational therapy care review)

5. 연수교육(inservice education)

B. 부서관리(departmental maintenance)

C. 직원간담회(employee meetings)

D. 프로그램-관련 회의(program-related conferences)

E. 감독(supervision)

VI. 교육(education)

A. 작업치료임상교육: 작업치료학생(occupational therapy clinical education: occupational therapy students)

B. 작업치료임상교육: 다른 사람들(occupational therapy clinical education: others)

C. 보수교육(continuing education)

VII. 연구(research)

작업치료서비스 기술
OCCUPATIONAL THERAPY SERVICES DESCRIPTION

I. 작업치료 사정

작업치료 사정은 치료의 요구, 본질, 시간을 결정하고, 관련된 다른 사람들과 협력을 약속하며, 이런 활동을 문서화하는 과정을 말한다.

A. 검사

검사는 평가와 치료에 대한 요구를 결정하기 위해 환자/클라이언트의 잠재성을 검토하는 것을 말한다. 이것은 다른 전문가 및 환자 보호자와의 상담, 환자/클라이언트와 인터뷰 또는 검사도구의 실행을 포함한다.

B. 환자-관련 상담

환자-관련 상담은 현재 작업치료로 의뢰되지 않는 환자/클라이언트와 함께 관련된 정보를 공유하는 것을 말한다. 이것은 함께 토론하는 것뿐만 아니라 차트 검토, 치료 추천, 문서 기록 등을 포함하고 있다.

C. 평가

평가는 치료에 필요한 자료를 얻거나 해석하는 것을 말한다. 이것은 평가 과정과 평가 결과의 계획과 기록을 포함한다. 이런 자료는 자료 기록 재검토, 특수한 관찰, 인터뷰 그리고 자료수집절차의 실행을 통하여 얻을 수 있다. 이런 절차는 표준화 검사에만 국한된 것이 아니고 수행체크리스트와 특수한 수행 능력을 평가하기 위해 설계한 활동과 과제를 사용할 수 있다. 작업치료평가는 독립된 생활/일상생활기술 그리고 수행과 수행 요소를 포함한다.

1. 독립된 생활/일상생활기술 그리고 수행(IIA를 보라)
2. 감각운동 기술과 수행 요소(IIB를 보라)
3. 인지 기술과 수행요소(IIC를 보라)
4. 심리사회적 기술과 수행요소(IID를 보라)
5. 적응 치료(IIE를 보라)
6. 특수 평가

특수 평가는 특수한 훈련과 고급 교육을 실행하고 해석하는 것을 요구하는 평가나 검사를 말한다. 특수 평가의 예를 보면 고용 준비, 평가(직업전 검사), 감각통합 평가, 의수 및 의족 평가, 운전훈련평가 등이 있다.

D. 재평가

재평가는 치료계획과 목표를 높이기 위해 필요한 자료를 수집하고 해석하는 과정을 말한다. 이것은 종종 초기평가, 의무기록결과 및 재수정치료(revising treatment) 만을 실행하는 것을 말한다.

II. 작업치료처치

작업치료처치는 필요한 기능의 수행을 개발하고, 향상시키고, 회복하기 위해 장애를 보상하고 쇠약함을 최소화시키기 위해 그리고 치료 수행을 계획하고 기록하기 위해 특수한 활동이나 방법을 사용하는 것을 말한다. 작업치료에서 다루어지는 필요한 기능은 다음과 같다:

A. 독립된 생활/일상생활기술

1. 신체적인 일상생활기술

신체적인 일상생활 기술은 보조 장비의 사용여부에 관계없이 매일의 자조활동 기술과 수행을 말한다. 이것은 다음과 같지만 여기에 국한되어 있지 않다.

a. 몸치장과 위생

몸치장과 위생은 개인의 건강 욕구의 기술과 수행을 말한다. 예를 들면, 목욕하기, 화장실가기, 머리 손질, 면도하기, 화장하기

b. 식사하기

식사하기는 순서적으로 스스로 먹는 기술과 수행을 말한다. 예를 들면, 적당한 수저를 사용하면서 빨기, 씹기, 삼키기

c. 옷 입기

옷 입기는 적절한 옷을 선택하고, 형식에 맞게 순서대로 옷을 입고 벗으며, 옷을 착용한 후 몸에 맞게 조절하는 기술과 수행을 말한다.

d. 기능적 이동

기능적 이동은 어느 한 지점이나 장소에서 다른 지점이나 장소로 움직이는 기술이나 수행을 말한다. 이것은 침대 안에서 이동, 휠체어로 이동, 다양한 상황에서 이동(침대, 자동차, 욕실, 화장실, 의자), 그리고 적응 보조도구의 사용유무에 관계없이 수행하는 기능적 보행 등과 같은 활동에 필요한 기술을 포함한다. 또한 자신의 자동차를 운전하고 대중 교통을 사용하는 등의 대중교통이나 개인교통수단의 사용을 포함한다.

e. 기능적 의사소통

기능적 의사소통은 의사소통을 향상시키거나 제공하는 장비나 시스템을 사용하는 기술이나 수행을 말한다. 예를 들면, 쓰기 도구, 타자기, 의사소통 판, 전화, 점자 도구, 인공성대시스템, 컴퓨터

f. 사물 조작

사물 조작은 크고 작은 일반 사물을 손으로 다루는 기술과 수행을 말한다. 예를 들면, 계산기, 열쇠, 지폐나 동전, 전등 스위치, 문손잡이, 상자

2. 심리적/정서적 일상생활기술

심리적/정서적 일상생활기술은 자기-개념/자기-정체성을 개발하고, 생활 속의 문제를 대처하며, 조직적인 지역사회 환경에 참여하는 기술과 수행을 말한다. 이것은 다음과

같지만 오직 이것에 제한되어 있지는 않다.

a. 자기-개념/자기-정체성

자기-개념/자기-정체성은 자신의 기능적 자아에 대한 인지적 자아상(cognitive image)을 말한다. 이것은 다음과 같지만 이것에만 국한되지는 않는다.

(1) 자신의 욕구, 감정, 갈등, 가치, 신념, 기대, 성욕, 힘을 분명하게 지각한다.
(2) 자신의 욕구, 감정, 갈등, 가치, 신념, 기대, 성욕, 힘을 현실적으로 지각한다.
(3) 자신의 수행에 대한 강점과 단점을 인식한다.
(4) 자신의 능력, 성취, 자부심, 자아 존중을 느낀다.
(5) 새로운 경험과 이미 확립된 자아-개념/자아-정체감을 통합한다.
(6) 심리적인 안정감과 보호를 느낀다.
(7) 자신의 목표와 방향을 지각한다.

b. 상황적 대처

상황적 대처는 스트레스를 다루고 문제를 해결하는 기술과 수행을 말하며 자신과 타인에 대해 기능적으로 변화하는 것을 의미한다. 이것은 다음과 같으나 여기에 국한되지는 않는다.

(1) 목표를 설정하고 최적의 수행을 만들기 위해 일상생활활동을 선택하고 조화시키며 관리한다.
(2) 목표를 현실에 비춰 지각하고 검증한다.
(3) 변화를 인식하고 자신과 환경의 변화에 대한 필요성을 안다.
(4) 문제를 극복하기 위한 에너지를 관리하고 수정한다.
(5) 결정을 통하여 시작하고 실행하고 끝을 맺는다.
(6) 자신과 행동의 결과에 대해 책임감을 인식한다.
(7) 둘이나 그 이상의 다른 사람들과 상호 작용한다.

c. 지역사회 참여

지역사회 참여는 자신의 사회시스템 속에서 상호 작용하는 기술과 수행을 말한다. 이것은 다음과 같지만 이것에 국한되지는 않는다.

(1) 사회적 규범과 그것의 영향력을 이해한다.
(2) 사회에 관련된 일상생활활동을 계획하고 조직하며 실행한다. 예를 들면, 예산편성, 시간관리, 사회역할 관리, 주택마련, 영양관리, 지역사회 자원의 사정과 사용.
(3) 가족, 집단 및 복잡한 사회 집단의 요구를 인식하고 반응한다.
(4) 조직적인 지역사회 역할 기대를 수용자와 공헌자로 인식하고 반응한다.

3. 일

일은 사회적으로 목적적이고 생산적인 활동에 참여하는 기술과 수행을 말한다. 이러한 활동은 가정, 직장, 학교 및 지역사회에서 일어난다. 이것은 다음과 같지만 여기에 국한되지는 않는다.

a. 집안일

집안일은 집에서 어떤 가사 일을 수행하는 기술을 말한다. 예를 들면, 식단 짜기, 식사준비, 청소, 세탁, 집안수리, 쇼핑, 가정의 안전수칙 사용

b. 아이 돌보기/부모역할

아이 돌보기/부모역할은 아동 돌봄 활동과 관리의 기술과 수행을 말한다. 이것은 아동의 신체적 돌봄, 연령에 맞는 활동, 의사소통, 아동 발달을 촉진시키는 행동을 포함하지만 이것에만 국한되지는 않는다.

c. 고용 준비

고용 준비는 직장활동을 하기 전의 기술과 수행을 말한다(직장 전 활동을 포함한다). 이것은 다음을 포함하지만 이것에 국한되어 있지 않다.

(1) 직업 요구 조건의 학습과 수행(job acquisition skills and performance)

(2) 조직과 팀 참여의 기술과 수행 (organizational and team participatory skils and performance)

(3) 일의 진행 기술과 수행(work process skills and performance)

(4) 일처리의 질적 수준 (work product quality)

4. 놀이/여가

놀이/여가는 즐거움, 이완, 즉흥적 쾌락 및 자기-표현을 위한 활동을 선택하고 수행하고 종사하는 기술과 수행을 말한다. 이것은 다음과 같지만 여기에 국한되지는 않는다.

a. 자신의 특수한 욕구, 흥미, 수행에 필요한 적응을 인식한다.

b. 개인을 위해 여가를 보낼 수 있는 활동과 사회적 상황의 사정을 인식한다.

c. 활동과 그것의 특징을 확인한다.

d. 참여를 위한 놀이 활동을 선택한다. 예를 들면, 스포츠, 게임, 취미, 음악, 드라마, 다른 활동들.

e. 참여할 수 있는 활동을 검증하고 적응한다.

f. 지역사회의 자원을 확인하고 이용한다.

B. 감각운동 요소

감각운동 요소는 자조활동, 일, 놀이/여가활동에 선행조건으로 감각과 운동행동의 패턴을 기술하고 수행하는 것을 말한다. 여기의 요소들은 지각운동기술을 포함한 신경근육과 감각통합 기술을 포함하고 있다.

1. 신경근육

신경근육은 행동의 운동적 측면의 기술과 수행을 말한다. 이것은 다음과 같지만 여기에 국한되지는 않는다.

a. 반사 통합

반사 통합은 대뇌피질하와 대뇌피질의 수준에서 고정적이고 패턴화된 비자발적인 반응을 유도하거나 억제하여 기능적 신경근육발달을 향상시키고 지지하는 기술과 수행을 말한다.

b. 관절가동범위

관절가동범위는 기능적인 수행을 향상시키는 보조에 관계없이 활동 시 관절 움직임의 범위를 최대한 사용하는 기술과 수행을 말한다. 수행의 표준적 수준은 다음을 포함하고 있다.

(1) 능동적 움직임: 환자가 보조 없이 완전한 관절가동범위에서 움직임

(2) 수동적 움직임: 환자이외의 다른 사람이나 기계적인 보조에 의해 환자의 근육수축을 요구하지 않고 수행되는 움직임

(3) 능동적 보조 움직임: 환자가 제한된 범위까지 움직임을 수행하고 보조를 받아 나머지 관절가동범위를 완성하는 움직임

c. 대근육과 소근육의 협응

대근육과 소근육의 협응은 활동에 참여하는 동안 근육조절, 협응, 기민성을 가지는 기술과 수행을 말한다.

(1) 근육조절: 근육이 움직임을 직접 조절하는 기술과 수행

(2) 협응: 몇 가지 근육 군을 사용하는 대근육 활동의 기술과 수행

(3) 기민성: 소근육을 사용하는 과제에서 보여주는 기술과 수행

d. 근력과 지구력

근력과 지구력은 목적 있는 과제를 수행하는데 필요한 시간동안 근력을 사용하는 기술과 수행을 말한다. 이것은 근력을 점진적으로 증가시키고 심폐기능을 증가시키며 뿐만 아니라 작업시간의 길이를 증가시키고 피로와 염좌(sprain)를 감소시킨다.

2. 감각통합

감각통합은 감각입력, 운동출력, 감각 되먹임의 발달과 협응의 기술과 수행을 말한다.

이것은 다음을 포함하지만 여기에 국한되지는 않는다.

a. 감각 인식

감각 인식은 외부와 내부 자극을 지각하고 변별하는 기술과 수행을 말한다. 자극들은 다음과 같다:

(1) 촉각인식: 피부접촉을 통한 자극의 지각과 해석
(2) 입체지각: 촉각감각을 통한 사물의 형태와 본질의 확인
(3) 운동감각: 근육의 움직임, 무게, 위치에 대한 의식적 지각
(4) 고유수용 인식: 공간에서 신체부위간의 위치 확인
(5) 안구조절: 시각적 자극의 위치와 추적
(6) 전정감각인식: 기능적인 활동, 보행, 균형 등의 수행에 관련된 움직임과 중력의 당김에 대한 인식
(7) 청각인식: 소리의 구별과 확인
(8) 미각인식: 맛이 구별과 확인
(9) 후각인식: 냄새의 구별과 확인

b. 시각–공간 인식

시각–공간 인식은 자신을 포함한 사물들 사이의 거리와 관계성을 인식하는 기술과 수행을 말한다. 이것은 다음과 같지만 여기에 국한되지는 않는다.

(1) 전경-배경: 여러 가지 완성된 자극의 외형(configuration)을 제시할 때 그것의 형태와 사물에 대한 재인식
(2) 형태 항상성: 형태와 사물을 다른 배경(contexts)에서 제시되었을 때 그것들에 대한 재인식
(3) 공간에서 위치인식: 공간에서 다른 사물들과 관련하여 자신의 위치 인식

c. 신체 통합

신체 통합은 정지하거나 움직일 때 신체 상호간의 관계를 인식하면서 여러 가지 근육과 신체부위의 위치를 지각하고 조절하는 기술과 수행을 말한다. 이것은 다음과 같지만 여기에 국한된 것은 아니다.

(1) 신체도식: 감각의 내부수용기와 외부수용기를 통한 자신의 신체에 대한 인식
(2) 자세균형: 앉거나, 서거나, 어떤 활동을 할 때 자세를 바꾸거나 유지하는 기술과 수행
(3) 양측 운동 협응: 의도적인 기술과 수행
(4) 좌–우 구별: 좌측과 우측을 구별하는 기술과 수행
(5) 시각–운동 통합: 어떤 활동을 할 때 손과 다른 관련 신체부위의 자발적인 움직임과 입력된 시각적 정보를 서로 통합하는 기술과 수행. 시각–운동 통합은 눈–손 협응을 포함한다.
(6) 정중선 교차: 신체의 정중선을 교차하는 기술과 수행
(7) 실행(praxis): 운동계획과 관련하여 목적 있는 움직임의 기술과 수행

C. 인지적 요소

인지적 요소는 알고 이해하는 정신적 과정의 기술과 수행을 말한다. 이것은 다음과 같지만 여기에 국한되지는 않는다.

1. 지남력

지남력은 시간, 장소, 사람과 관련하여 환경에서 자신을 이해하고 정의하고 조절하는 기술과 수행을 말한다.

2. 개념화/이해력

개념화/이해력은 개념과 과제를 인식하고 이해하는 기술과 수행을 말한다. 예를 들면, 색깔 확인, 단어 재인식, 기호 개념, 순서, 짝짓기, 연합, 분류 그리고 추상적인 것. 이것들은 다음과 같지만 여기에 제한되어있지는 않다.

a. 주의집중

주의 집중은 과제나 개념에 초점을 맞추는 기술과 수행을 말한다.

b. 주의집중 기간

특별한 시간동안 과제나 개념에 초점을 맞추는 기술과 수행을 말한다.

c. 기억력

기억력은 과거의 과제나 내념을 보유하고 회상하는 기술과 수행을 말한다.

3. 인지적 통합

인지적 통합은 다양한 지식을 환경적 상황에 적용하는 기술과 수행을 말한다. 이것은 다음을 포함하지만 여기에 국한되어 있지는 않다.

a. 일반화

일반화는 특수한 개념을 다양한 상황에 적용시키는 기술과 수행을 말한다.

b. 문제 해결

문제해결은 어려움에 대한 해결을 확인하고 조직하는 기술과 수행을 말한다. 이것은 다음을 포함하지만 여기에 제한되어 있지는 않다.

(1) 문제의 정의와 평가
(2) 계획의 구성
(3) 결정과 판단
(4) 논리적 순서에 의한 계획의 실행
(5) 결정/판단의 평가와 계획

D. 심리사회적 요소

심리사회적 요소는 자기-관리 그리고 둘 사이 및 여러 사람사이의 상호작용에 대한 기술과 수행을 말한다.

1. 자기-관리

자기-관리는 기능적이고 창조적인 활동에서 자신을 표현하고 조절하는 기술과 수행을 말한다.

a. 자기-표현

자기-표현은 다양한 의사소통의 신호와 상징을 해석하고 사용하며 자신의 감정을 인식하는 기술과 수행을 말한다. 이것은 다음을 포함하지만 여기에 국한되지는 않는다.

(1) 여러 가지 감정의 경험과 재인식
(2) 적절한 단어사용
(3) 쓰기와 말하기 기술
(4) 적절한 비언어적 기호와 상징의 정확한 해석과 사용

b. 자기-통제

자기 통제는 현재의 행동을 조절하고 수정하며 새로운 행동을 상황의 요구에 맞게 시작하는 기술과 수행. 이것은 다음을 포함하지만 여기에 제한되어 있지는 않다.

(1) 자신과 다른 사람들의 행동을 관찰
(2) 필요한 행동 변화나 행위에 의한 문제 인식
(3) 새로운 행동의 모방
(4) 스트레스 감소 활동과 행동에 에너지 유도

2. 둘 사이의 상호작용(dyadic interaction)

둘 사이의 상호작용은 또 다른 사람과 관련하는 기술과 수행을 말한다. 이것은 다음을 포함하지만 여기에 국한되어 있지는 않다.

a. 다양한 활동의 의사소통과 상호작용으로 사회적 문화적 규범과 사회적 상황을 이해
b. 자신과 다른 사람만으로 제한
c. 양보와 협상
d. 경쟁, 좌절, 불안, 성공 그리고 실패의 조절
e. 다른 사람과의 협동과 경쟁
f. 자신과 다른 사람에 책임 있는 신뢰

3. 여러 사람간의 상호작용(group interaction)

여러 사람간의 상호작용은 세 사람, 여섯 사람 또는 더 많은 사람들의 집합 속에서 상호작용하는 기술과 수행을 말한다. 이것은 다음을 포함하지만 여기에 제한되어 있지는 않다.

a. 다양한 과제와 사회적 정서적 역할 행동의 인식과 수행
b. 집단화 과정에 대한 일반적 단계의 이해
c. 자신과 다른 사람간의 상호 이익의 방법으로 집단에 참여

E. 적응 치료

적응 치료는 자조활동, 일, 놀이나 여가 수행을 보조하기 위한 물리적 환경을 설계하고 재구조화하는 것을 말한다. 이것은 장비선택, 장비구입, 장비맞춤 및 제작 그리고 장비관리와 그것의 적절한 사용에 대한 환자, 가족 및 관계직원에 대한 교육을 포함한다. 또한 이것은 적절한 교정, 위치, 사용을 위한 수리와 수정을 포함한다. 적응치료의 분류는 다음과 같다:

1. 보장구

보장구는 통증을 완화하고 관절의 배열을 유지하고 관절을 보호하고 기능을 향상시키고 그리고 기형을 감소시키기 위한 고정 스플린트와 유동성 스플린트, 보조기(braces), 팔걸이붕대나 현수대(slings) 등을 포함한다.

2. 의지

의지는 신체부분의 손실을 위한 인위적인 대용으로 그것의 사용에 대한 훈련을 통해 신체 기능의 수행을 높여주는 것을 말한다.

3. 보조/적응 장비

보조와 적응 장비는 구조나 위치 변화 및 수행을 보조하기 위한 특수 장치를 말한다. 예를 들면, 경사로, 벽면 손잡이, 가구높이의 변화, 교통경로의 조정, 휠체어의 수정 등이다.

F. 예방

예방은 약해짐을 최소화하는 기술과 수행이다. 그것은 장애에 취약성이 있는 사람들과 이미 장애를 가진 사람들을 위한 프로그램을 포함한다. 이것은 다음을 포함하지만 여기에 국한되지는 않는다.

1. 에너지 보존

에너지 보존은 에너지-축적 과정, 활동 제한, 작업 단순화, 시간조절, 환경의 조직화 등을 에너지 소비를 최소화하는데 적용시키는 것을 말한다.

2. 관절보호/인체역학

관절보호와 인체역학은 그것의 원리와 과정을 관절에 적용되는 스트레스를 최소화하기 위한 기술과 수행을 말한다. 이러한 과정은 적절한 인체역학, 지속적인 불안정한 자세의 회피 그리고 지나친 체중지지의 회피를 포함한다.

3. 자세

자세는 최적의 기능을 증대시키기 위해 신체의 배열을 바르게 취하는 기술과 수행을 말한다.

4. 일상생활활동의 조화

일상생활활동의 조화는 일상생활의 과제를 최적으로 수행하기 위해 자조활동, 일, 놀이나 여가활동 및 휴식을 선택하고 조화시키는 기술과 수행을 말한다.

III. 환자/클라이언트 관련 상담

환자/클라이언트 관련 상담은 환자의 요구, 치료 프로그램, 환자를 의뢰하기 위한 계획을 논의하고 확인하기 위해 모임에 참여하고 그것에 대한 문서기록을 하는 기술과 수행을 말한다. 이때 환자/클라이언트는 참여할 수도 있고 없을 수도 있다. 다음은 상담의 분류를 제시한다:

A. 전문가 상담

전문가 상담은 집단이나 개인 전문가와 함께 환자/클라이언트의 상태와 치료 요구에 대한 조언/의견을 논의하기 위한 모임에 참여하는 것을 말한다. 전문가 상담과 유사하게 사용하는 용어들은 초기상담(initial conference), 중간평가(interim review), 퇴원계획(discharge planning), 사례 발표(case conference) 등이 있다.

B. 대리인 상담

대리인 상담은 서비스의 이용을 평가하고 실행하고 조정하기 위해 직업, 사회, 종교, 오락, 교육 및 지역사회의 다른 대표자들이 모임(meeting)에 참여하는 것을 말한다.

C. 환자/클라이언트 보호자 상담

환자/클라이언트 보호자 상담은 환자/클라이언트의 상태를 평가하고, 목표를 설정하고, 치료를 계획하고 퇴원을 계획하기 위해서 뿐만 아니라 클라이언트 보호자가 치료 프로그램을 지지하고 수행하도록 교육시키기 위해 클라이언트 보호자(예, 가족, 보호자, 환자에 대해 다른 책임을 가지고 있는 사람)와 모임에 참여하는 것을 말한다.

IV. 방문: 환자-치료 연결

방문: 환자-치료 연결은 환자가 있거나 없거나 치료사가 방문하는 것을 말한다. 즉 환자 치료를 지도해주는 것과 관련한다.

Commission on Practice, the American Occupational Therapy Association, Inc.

Adopted March 1979 by the Representative Assembly AOTA.

부록 C

학생 실습을 위한 워크시트

Blank Student Worksheets

유형 1

활동 인식 유형
ACTIVITY AWARENESS FORM

학생 : 날짜:

활동 :

과정 :

지시사항: 방금 수행한 활동을 회상하면서 머릿속에 떠오르는 첫 단어를 가지고 다음의 문장을 완성하라.

1. 이 활동을 하는 동안 나는 ________________ 생각하고 있었다.

2. 이 활동을 하는 동안 나는 ________________ 느꼈다.

3. 이 활동을 하면서, 나는 내 신체의 일부분 중 ________________ 를 사용하고 있었다 라는 것을 기억한다.

4. 이 활동을 하기 위해 나는 ________________ 할 필요가 있다.

5. 내가 이 활동을 다시 할 때 나는 ________________ 할 것이다.

6. 이 활동을 하면서 나는 ________________ 알게 되었다.

유형 2

행동 확인 유형
ACTION IDENTIFICATION FORM

학생 : 날짜:

활동 :

과정 :

지시사항: 활동을 선택하고 'Do-What-How' 양식을 사용하라. 그리고 당신이 이 활동을 수행할 때 요구되는 주요 행동을 10가지 단계 또는 그 이하로 나누어 순서대로 작성하라. 다른 사람이 똑같은 활동을 수행하는 것을 관찰한 후 연습을 반복하라.

자신의 관찰*(Observation of self)*

타인의 관찰*(Observation of another)*

유형 3

대상자의 수준에 맞는 활동 수행 분석
ACTIVITY ANALYSIS FOR EXPECTED PERFORMANCE

학생 : 날짜:

활동 :

과정 :

섹션 1: 활동 요약(Activity Summary)

지시사항: 아래 목록에 있는 항목에 답하라.

A. 활동의 이름과 내용에 대해서 간단히 기술하라.

B. 주요 단계의 순서(10단계 이하: 각 단계를 완성하는데 걸리는 시간)

C. 주의 사항('주요 단계의 순서'를 다시 보라)

D. 고려할 점(나이, 교육정도, 문화 관련, 성정체성, 기타)

E. 완성된 프로젝트의 수용 기준

F. 활동 요구(activity demand)
1. 물건과 그들의 속성(objects and their properties)

2. 공간적 요구(space demands: 크기, 배치, 바닥 , 빛, 온도, 소음, 습도, 환기)

3. 사회적 요구

섹션 2: 작업 수행 영역에 대한 분석(Analyzing Performance Areas of Occupation)

A. 일상생활활동(ADL: activities of daily living)
1. 목욕하기(bathing), 샤워하기(showering)

2. 대변 및 소변 관리(bowel and bladder management)

3. 옷 입기(dressing)

4. 먹기(eating)

5. 식사하기(feeding)

6. 기능적인 이동(functional mobility)

7. 개인 도구 관리(personal device care)

유형 3

대상자의 수준에 맞는 활동 수행 분석 (계속)
ACTIVITY ANALYSIS FOR EXPECTED PERFORMANCE

8. 개인적인 위생 및 몸 치장(personal hygiene and grooming)

9. 성적 활동(sexual activity)

10. 수면 및 휴식(sleep/rest)

11. 화장실 위생(toilet hygiene)

B. 수단적 일상생활활동(IADL: instrumental activities of daily living)

1. 다른 사람 돌보기(care of others)

2. 애완동물 돌보기(care of pets)

3. 자녀 양육(child rearing)

4. 의사소통 매체 사용(communication device use)

5. 지역사회 이동(community mobility)

6. 재정 관리(Financial Management)

7. 건강관리 및 유지(health management and maintenance)

8. 가정관리 및 유지(home establishment and management)

9. 식사준비와 설겆이(meal preparation and cleanup)

10. 안전조치와 응급상황 대처(safety procedures and emergency response)

11. 쇼핑(shopping)

C. 교육(education)

1. 공교육 참여(formal educational participation)

2. 교육요구 및 흥미 탐색(exploration of informal personal educational needs or interests)

3. 사교육 참여(informal personal education preparation)

D. 일(work)

1. 구직 관심 및 찾기(employment interest and pursuits)

2. 구직 탐색 및 취업(employment seeking and acquisition)

유형 3

대상자의 수준에 맞는 활동 수행 분석 (계속)
ACTIVITY ANALYSIS FOR EXPECTED PERFORMANCE

3. 직업 수행(job performance)

4. 퇴직 준비 및 적응(retirement preparation and adjustment)

5. 자원봉사 탐색(volunteer exploration)

6. 자원봉사 참여(volunteer participation)

E. 놀이(play)
1. 놀이 탐색(play exploration)

2. 놀이 참여(play participation)

F. 여가(leisure)
1. 여가 활동 탐색(leisure exploration)

2. 여가 활동 참여(leisure participation)

G. 사회 참여(social participation)
1. 지역 사회(community)

2. 가족(family)

3. 동료, 친구(peer, friend)

섹션 3: 수행 기술과 클라이언트 요소에 대한 분석
(Analyzing Performance Skills and Client Factors)

Part 1. 수행 기술 (performance skills)

A. 운동 기술(motor skills)
1. 자세(posture) [안정성, 정열, 위치: stabilizes, aligns, positions]

2. 이동성(mobility) [걷기, 뻗기, 구부리기: walks, reaches, bends]

3. 협응력(coordination)[협응, 조작, 유연성: coordinates, manipulates, flows]

4. 힘과 노력(strength and effort)[움직이기, 이동, 들기, 측정하기, 잡기: moves, transports, lifts, calibrates, grips]

5. 에너지(energy) [지속하기, 속도유지: endures, paces]

유형 3

대상자의 수준에 맞는 활동 수행 분석 (계속)
ACTIVITY ANALYSIS FOR EXPECTED PERFORMANCE

B. 처리 기술(process skills)

1. 에너지(energy) [속도유지, 주의력: paces, attends]

2. 지식(knowledge) [선택, 사용, 다루기, 주의, 요구: chooses, uses, handles, heeds, inquires)

3. 시간의 조직화(temporal organization) [시작, 지속, 순서, 종료: initiates, continues, sequences, terminates)

4. 공간 및 사물 조직화(organizing space and objects) [찾기/위치, 모으기, 구성하기, 복원하기, 조정하기: searches/locates, gathers, organizes, restores, navigates]

5. 적용(adaptation) [인식/반응, 순응, 조절, 이익: notices/responds, accommodates, adjusts, benefits]

C. 의사소통/상호작용 기술(communication/interaction Skills)

1. 신체적 특징(physicality) [접촉, 응시, 몸짓, 행동, 방향, 자세: contacts, gazes, gestures, maneuvers, orients, posture]

2. 정보교환(information exchange)[발음, 주장, 질문, 참여, 표현, 조절, 공유, 말하기, 유지: articulates, asserts, asks, engages, expresses, modulates, shares, speaks, sustains]

3. 관계(relations)[협력, 순응, 초점 맞추기, 관계형성, 존중: collaborates, conforms, focuses, relates, respects]

Part II. 클라이언트 요소 (clients factors)

A. 신체 기능 범주(body function categories)

1. 정신 기능(mental functions)[정서, 인지, 지각; affective, cognitive, perceptual]
   a. 전반적인 정신기능(global) [의식, 지남력, 수면, 기질 및 성격, 에너지와 욕구; consciousness, orientation, sleep, temperament, and personality, energy and drive)

   b. 특정 정신 기능(specific)[집중력, 기억력, 지각기능, 사고력, 고차원적 인지기능, 언어기능, 계산능력, 운동 계획, 심리운동, 정서, 시간의 경험; attention, memory, perceptual, thought, higher-level cognition, language, calculation, motor, planning, psychomotor, emotional, experience of self and time]

2. 감각기능과 통증(sensory functions and pain)
   a. 시각 및 관련 기능(seeing)

   b. 청각(hearing)/전정 감각(vestibular)

   c. 기타감각(others)[미각, 후각, 고유수용성감각, 촉각, 구별감각; taste, smell, proprioception, touch, discrimination]

   d. 통증(pain)

유형 3

대상자의 수준에 맞는 활동 수행 분석 (계속)
ACTIVITY ANALYSIS FOR EXPECTED PERFORMANCE

3. 신경근육골근 기능과 움직임에 관련된 기능(neuromusculosketetal and movement related function)
   a. 관절 및 뼈(joint and bones)[운동성, 안정성: mobility, stability]

   b. 근육(muscle) [힘, 긴장도, 지구력: power, tone, endurance]

   c. 움직임(movement)[운동반사, 반응, 수의적인 움직임, 불수의적 움직임, 보행; motor, reflex, reactions, voluntary gait, involuntary gait]

   d. 심혈관계, 면역계, 호흡계(cardiovascular, immunological, and respiratory)

   e. 목소리와 말하기(voice and speech)

   f. 소화계, 대사계, 내분비계(digestive, metabolic, and endocrine)

   g. 비뇨기계와 생식기계(genitourinary and reproductive)

   h. 피부, 머리카락과 털, 손톱과 발톱(skin, hair, and nails)

B. 신체 구조 범주(body structure categories)
1. 신경계(nervous system)

2. 눈, 귀 그리고 관련 구조(eye, ear, and related structures)

3. 목소리와 말하기(voice and speech)

4. 심혈관계, 면역계, 호흡기계(cardiovascular, immunological, and respiratory)

5. 소화기계(digestive)

6. 비뇨기계와 생식기계(genitourinary and reproductive)

7. 움직임(movement)

8. 피부와 관련 구조(skin and related structures)

섹션 4: 수행 패턴과 배경의 분석 (Analyzing Performance Patterns and Contexts)

Part 1. 수행 패턴 (performance patterns)

A. 습관(habits)
1. 유동성(useful)

유형 3

대상자의 수준에 맞는 활동 수행 분석 (계속)
ACTIVITY ANALYSIS FOR EXPECTED PERFORMANCE

2. 허약(impoverished)

3. 우세(dominating)

B. 일과(routines)

C. 역할(roles)

Part II. 수행 배경 (performance contexts)

A. 문화적(culture)

B. 물리적(physical)

C. 사회적(social)

D. 개인적(personal)

E. 영적(spiritual)

F. 시간적(temporal)

G. 가상적(virtual)

유형 4

치료중재를 위한 활동 분석
ACTIVITY ANALYSIS FOR THERAPEUTIC INTERVENTION

학생 : 날짜:

활동 :

과정 :

섹션 1: 활동 설명 (Activity Description)

A. 활동에 대한 간단한 설명

B. 주요한 활동 단계 확인

섹션 2: 치료의 질 (Therapeutic Qualities)

A. 에너지 패턴(energy patterns) — 일 유형에 따라 요구되는 경도, 중등도, 중증도(light, moderate, heavy work patterns)의 에너지 수준을 기술하고, 각 수준에 대해 설명을 자세히 한다(6장의 MET 수준의 설명을 말한다). 심혈관계, 호흡계, 근지구력에 대한 클라이언트의 요인을 고려한다.

B. 활동 패턴(activity patterns) - 활동을 성공적으로 완성하기 위해 기대하고 있는 활동의 유형을 설명하라.

1. 구조적/방법적/순서적(structural/methodical/orderly)
2. 반복적(repetitive)
3. 표현적/창조적/투사적(expressive/creative/projective)
4. 촉각(tactile)
   a. 다른 사람과 접촉(예, 개인이 적극 참여하는, 보조를 위해 옆에 서 있는)
   b. 재료(예, 유순한, 감각적인)
   c. 장비(예, 크기, 다루기 쉬움, 모양)

C. 수행 패턴(performance patterns)

1. 습관(habits)
2. 일과(routines)
3. 역할(roles)

유형 4

치료중재를 위한 활동 분석 (계속)
ACTIVITY ANALYSIS FOR THERAPEUTIC INTERVENTION

섹션 3: 치료 적용 (THERAPEUTIC APPLICATION)

A. 대상(population) — 이 활동을 어떤 사람에게 어떤 방법으로 사용하면 작업수행을 증가 시킬 수 있는지 토론하라. 운동기술(motor skill), 처리기술(process skill), 의사소통 및 인간관계 기술(communication/interaction skill)을 고려해보라. 어떤 금기사항이 있는지 확인하라.

B. 단계적 조절(gradation) — 다음에 의해 이 활동을 단계적 조절하는 방법을 기술하라.

1. 활동순서(activity sequence), 지속시간(duration) 그리고/또는 활동 과정(activity procedures)

2. 개인의 작업 자세(working position of the individual)

3. 도구(tools)
   a. 위치(position)

   b. 크기(size)

   c. 모양(shape)

   d. 무게(weight)

   e. 질감(texture)

4. 재료
   a. 위치(position)

   b. 크기(size)

   c. 모양(shape)

   d. 무게(weight)

   e. 질감(texture)

5. 대인관계 접촉의 본질/정도(natrue/degree of interpersonal contact)

6. 치료사가 사용하는 촉각적, 언어적 또는 시각적 단서의 정도(extent of tactile, verval, or visual cues used by practitioner during activity)

7. 교육-학습 환경(the teaching-leaning environment)

유형 4

치료중재를 위한 활동 분석 (계속)
ACTIVITY ANALYSIS FOR THERAPEUTIC INTERVENTION

C. 수정 치료(therapeutic modifications) — 작업수행을 높이기 위해 이 활동을 변화시킬 수 있는 방법을 제시하라. 그것에 대한 당신의 생각을 설명하라. 만약 적용되지 않는다면 n/a로 표시하라. 다음에 나오는 용어의 정의는 이 책의 부록 B에 실려 있는 "작업치료서비스를 보고하기 위한 용어(Uniform Terminology for Reporting Occupational Therapy Service) 첫 번째 판"의 "적응 치료(Therapeutic Adaptation)"와 "작업치료 임상실습을 위한 가이드(The Guide to O.T. Practice)' 에서 찾아 볼 수 있다(AOTA, 1999).

1. 적응 치료(therapeutic adaptation)
   a. 보조기(orthotic devices)

   b. 의지(prosthetic devices)

   c. 보조공학과 적응장치(assistive technology and adaptive devices)
      (1) 주택 개조(architectural modification)

      (2) 환경 수정(environmental modification)

      (3) 도구와 장비 수정(tool and equipment modification): 로우 테크[low tech(예, 집게 reacher)]: 하이 테크[hi tech(예, 컴퓨터 통제 장치 computer control devices)].

      (4) 휠체어 수정(wheelchair modification)

2. 예방(prevention)
   a. 에너지 보존(energy conservation)
      (1) 신체에너지 보존 과정(energy-saving procedures)

      (2) 활동 제한(activity restriction)

      (3) 작업 단순화(work simplification)

      (4) 시간 관리(time management)

      (5) 환경적 조직(environmental organization)

   b. 관절 보호/인체 공학(joint protection/body mechanics)
      (1) 적절한 인체 공학의 이용(using proper body mechanics)

      (2) 고정된/변형된 자세를 피함(avoiding static/deforming postures)

      (3) 지나친 체중지지를 피함(avoiding excessive weight-bearing)

유형 4

치료중재를 위한 활동 분석 (계속)
ACTIVITY ANALYSIS FOR THERAPEUTIC INTERVENTION

c. 자세(positioning)

d. 건강과 안녕을 촉진하기 위한 균형 있는 수행영역(balance of performance areas to facilitate health and well-being)

(1) 작업수행영역의 증대(enhancement of occupational performance area)

(2) 클라이언트와/또는 보호자(caregiver)의 만족

(3) 삶의 질(quality of life)

유형 5

클라이언트-활동 중재 계획 유형
CLIENT-ACTIVITY INTERVENTION PLAN

학생 : 날짜:

활동 :

과정 :

1. 클라이언트 작업 프로파일과 의뢰(client occupational profile and referral)
   A. 전반적인 작업 프로파일(group occupational profile)

   B. 의뢰(referral)

2. 중재 목표(intervention goals)
   A. 장기 목표(최고 우선순위)〔long-term goal(first priority)〕

   B. 단기 목표(지지)〔short-term goal(support)〕

3. 중재 활동 기술(intervention activity description)

4. 중재 활동 준비(intervention activity preparation)
   A. 목표 재검토와 임상치료사의 역할 기술(review goals and describe practitioner' s role)

   B. 준비 인원(personnel required to complete the preparation)

   C. 준비 시간(required preparation time)

   D. 장소와 공간(required place and space)

   E. 재료(materials)

유형 5

클라이언트-활동 중재 계획 유형 (계속)
CLIENT-ACTIVITY INTERVENTION PLAN

F. 장비(equipment)

G. 안전 수칙(safety precautions for personnel)

5. 중재 활동 이행(intervention activity implementation)
   A. 직원(personnel)

   B. 장소 설정과 위치(setting and location)

   C. 공간(space required)

   D. 환경(environment)

   E. 재료(materials)

   F. 장비: 보조 장치나 개조를 포함(equipment: assistive devices or adaptation included)

   G. 중재 시간(required intervention time)

   H. 클라이언트를 위한 주의 사항(safety precautions for client)

6. 중재 활동 순서(intervention activity sequence: 10단계나 그 이하)

7. 기록(documentation)
   A. 영역(domain)

   B. 처리(process)

찾아보기